YOGA, CONTEMPLATION, AMOUR

JEAN-MICHEL DUMORTIER
SWAMI AMALDAS

YOGA, CONTEMPLATION, AMOUR

Dessins de Andrée-Marie Vanden Büys
et Isha Daum

« Essais — Sagesse du corps »

LES ÉDITIONS DU CERF
29, bd Latour-Maubourg, Paris
1980

ISBN 2-204-01469-9

Au réveil,
je me rassasierai de Ton Image,
je contemplerai Ta Face.

Ps 17, 15

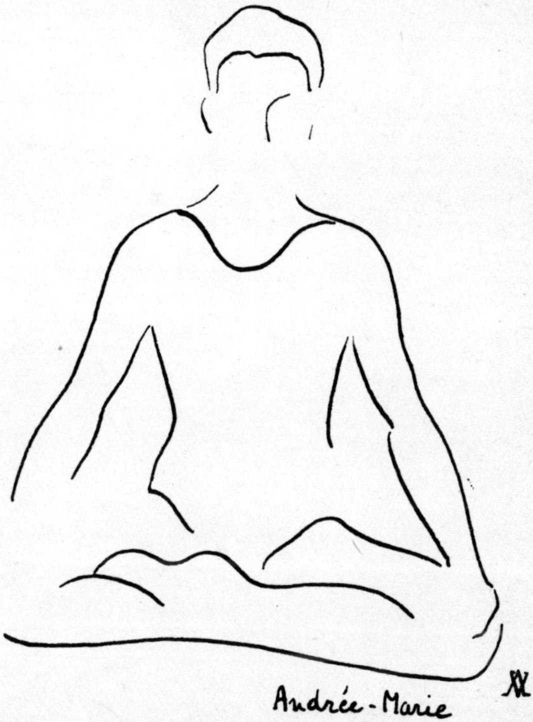

DIEU EST AMOUR.

Celui qui demeure dans l'Amour,
demeure en Dieu,
et Dieu demeure en lui.

1 Jn 4, 16

Nihil obstat : Paris, le 9 juin 1979
Jean-Philippe Houdret, o.c.d., Cens. dep.

Imprimi potest : Paris, le 10 juin 1979
Pierre Sérouet, o.c.d., Provincial de Paris

Imprimatur : Paris, le 5 juillet 1979
P. Faynel, v. é.

A tous ceux qui sont en recherche
de vérité

Les personnes intéressées par les sessions « YOGA ET PRIÈRE CHRÉTIENNE », par des retraites avec travail corporel de préparation et d'assimilation, par des enregistrements sonores
(thème de la Grâce avec postures, relaxation contemplative, respiration comme support de prière)
voudront bien s'adresser à :

Père Jean-Michel DUMORTIER
Frères Carmes
Le Broussey-Rions
33410 CADILLAC

PREMIÈRE PARTIE

EXPÉRIENCE DU YOGA
ET
EXPÉRIENCE CHRÉTIENNE

INTRODUCTION

Il y a une perle à trouver
pour chacun,
au fond de son cœur.

Henri LE SAUX

BESOINS SPIRITUELS DE NOTRE ÉPOQUE

Est-il exagéré d'affirmer qu'un des traits caractéristiques de notre époque est la recherche, et notamment la recherche spirituelle ? Les jeunes s'adressent de plus en plus aux maîtres des spiritualités orientales. Chaque année, des pèlerinages drainent vers l'Inde des milliers de personnes, les écoles de yoga, les centres de méditation se multiplient, l'étude des religions non chrétiennes n'est plus le fait de quelques-uns mais se diffuse largement dans le grand public.

Qu'y a-t-il au fond de ces phénomènes ?

Ne peut-on supposer que l'Occidental, lassé de la recherche qui le tourne vers l'extérieur, aspire à la rencontre avec soi et avec Dieu ? Fatigué d'entendre parler de Dieu en termes rationalistes, il est dévoré de soif d'expérience directe et intérieure de l'Etre transcendant. Sören Kierkegaard, au siècle dernier, avait tiré la sonnette d'alarme et annoncé une grande mutation religieuse, tandis que Karl Jung préconise une approche de la réalité par le « cœur ».

L'homme moderne veut écouter Dieu parler *dans les profondeurs de son être.* Certains s'avouent déçus de ne pas trouver dans les Eglises traditionnelles un lieu propice à cette rencontre.

L'Orient, tourné depuis toujours vers la *guha*, la « grotte profonde du cœur », l'attire. Des disciplines du yoga, même si dans un premier temps il n'en connaît que les aspects les plus extérieurs, il attend une aide pour progresser dans cette recherche *du silence intérieur* et approcher du centre intime de son être.

N'y a-t-il pas d'autre part un désir d'*intégrer le corps* à la recherche spirituelle ? Le chrétien en particulier espère découvrir, à travers les techniques corporelles, une prière moins discursive, moins intellectuelle. Il veut aller à Dieu de *tout son être* et rejoindre ce Dieu qui habite au fond de lui-même et qui remplit l'univers. Il sait que son corps est le Temple du Saint-Esprit et que l'*univers est un sacrement* vivant, une rencontre possible avec Dieu. Il voudrait que cela soit mieux reconnu et mis en œuvre quand on lui enseigne les chemins de prière.

C'est ainsi qu'on peut expliquer que certains chrétiens se soient tournés vers le yoga, cherchant à intégrer l'apport de l'Inde spirituelle.

COMMENT LE YOGA EST-IL APPARU EN FRANCE ?

C'est en 1936 que le « yoga » est apparu en France, avec C. Kerneiz et son disciple L. Ferrer qui ouvrit une école en 1950. Mais le premier représentant indien fut, dès 1947, Sri Mahesh Ghatradyal qui ne cessa depuis de répandre le yoga dans sa plus pure tradition [1]. Dans les mêmes années, Lanza del Vasto, disciple de Gandhi, publiait son *Pèlerinage aux sources* et fondait une communauté inspirée des ashrams de l'Inde.

1. Cf. revue « *Yoga et vie* ».

Mais un courant plus philosophique avait commencé, au siècle dernier, aux U.S.A. avec Vivekananda, s'était poursuivi en France avec René Guénon et le Swami Siddhesvarananda qui dirigeait un Centre védantique en Seine-et-Marne. Les chrétiens ne restèrent pas indifférents. Grâce aux écrits du Père Régamey, dominicain, et du Père Jean-Marie Déchanet, bénédictin[2], beaucoup de chrétiens se mirent à rechercher dans le yoga une aide pour leur vie de foi et de prière.

RENCONTRE DE L'INDE ET DE L'ÉGLISE

Cette rencontre de l'Inde et de l'Eglise n'est pas absolument nouvelle. Il faudrait évoquer l'expérience du P. de Nobili, jésuite, et plus récemment celle du Père Lambert, carme (1912-1968), du Père Francis Mahieu, trappiste, fondateur de l'ashram de Kurisumala (Kerala). Il faut faire une place à part à l'abbé Monchanin qui fut un des pionniers de ce dialogue. De 1939 à 1957, il partagea sa vie avec de pauvres villageois du pays tamul, se livrant à l'étude des traditions mystiques des sages hindous. Ses écrits[3] révèlent un chercheur exigeant et lucide. En 1950, avec un compagnon, Dom Henri Le Saux, bénédictin, il inaugure l'ashram de Shantivanam, près de Kulittalai. Actuellement, c'est le Père Bede Griffiths qui est à la tête de cet essai de communauté chrétienne contemplative, greffée sur l'Inde profonde.

D'autre part, des rencontres s'établissent entre spirituels chrétiens et hindous, grâce aux PP. Fallon (Calcutta), Le Saux (Shantivanam), Deleury (Poona). Des études comparatives sont entreprises. Avec les études savantes parues dans les *Etudes Carmélitaines* (1937 et 1949), les ouvrages de R.C. Zaehner, J.A. Cuttat, O. Lacombe, H. de Lubac,

2. *La voie du silence*, Desclée de Brouwer, 1956.
3. *Mystique de l'Inde, mystère chrétien*, Fayard, 1974.

Ramon Panikkar, Henri Le Saux, Thomas Merton, Madeleine Biardeau sont une mine de recherches et d'orientation pour ceux qui veulent enrichir leur christianisme au contact de l'Inde spirituelle.

Un des derniers en date est celui de Maurice Maupilier [4], dont le mérite est de prévenir d'intempestives accommodations, en soulignant les différences qui existent entre la culture où a germé le yoga et celle de l'Occident. Une réserve est en effet de rigueur. Le Père Monchanin disait que la « synthèse » était affaire de plusieurs générations de travailleurs. « L'accord du christianisme et de la pensée grecque a demandé quatre siècles et avec quels génies puissants ! La pensée hindoue ne sera pas moins exigeante [5]. »

Aussi bien, notre propos ne se situera-t-il pas sur le plan intellectuel mais sur le plan pratique, comme l'ouvrage de Nils Daum [6] et celui de Michaëlle [7].

NÉCESSITÉ D'UN DIALOGUE ENTRE OCCIDENT ET ORIENT

Nous vivons à une époque planétaire où toutes les voies spirituelles s'influencent réciproquement : « La connaissance d'autres voies peut aider le voyageur égaré à trouver sa propre voie. Le dialogue entre voyageurs engagés sur les différentes voies est sûrement un des événements les plus considérables de notre temps [8]. »

Cette ouverture au dialogue est désormais chose acquise pour l'Eglise de Vatican II : « L'Eglise catholique ne rejette rien de ce qui est sain dans ces religions (asiatiques et autres). Elle considère avec un respect sincère ces manières de vivre, ces règles et ces doctrines qui, quoiqu'elles diffè-

4. *Le Yoga et l'homme d'Occident*, Seuil, 1974.
5. *Op. cit.*, p. 209.
6. *Yoga et destin de l'homme*, Epi, 1975.
7. *Yoga et prière*, Cerf, 1977.
8. W. JOHNSTON, *Musique du silence*, Cerf, 1978, p. 10.

rent en beaucoup de points de ce qu'elle-même tient et propose, cependant apportent souvent un rayon de vérité qui illumine tous les hommes[9]. »

Le Père Le Saux pensait que le moment était venu pour l'Eglise de se libérer, non plus seulement des langes juifs qui la protégèrent à sa naissance, mais aussi du berceau méditerranéen où elle prit ses premiers développements et de « réintégrer dans la conscience chrétienne la démarche complémentaire de l'Orient. Ces deux expériences convergent ainsi dans l'âme chrétienne, s'y épurant mutuellement et s'y libérant des limites qu'inéluctablement chacune d'elles comporte[10]. »

Quels fruits peut-on attendre de ce dialogue ? Récemment ont eu lieu deux rencontres[11] qui réunissaient des représentants du monde monastique chrétien s'intéressant aux spiritualités asiatiques. On a essayé de puiser dans ces spiritualités les valeurs accessibles à la pensée occidentale. On y souligne :

— l'importance du problème de la mutation des cultures locales et la nécessité de les intégrer dans la culture mondiale en formation. Il importe que les valeurs religieuses soient reconnues et intégrées dans cette nouvelle culture.

— l'utilité de connaître les autres traditions religieuses pour mieux connaître la sienne propre.

— l'importance des méthodes issues ou adaptées de l'Orient pour enlever les obstacles à un contact profond avec Dieu et à une écoute de la Présence de Dieu.

— l'intérêt de la symbolique visuelle et gestuelle et la nécessité d'insérer le corps dans la pratique de l'expérience spirituelle.

9. *Déclaration sur les relations de l'Eglise avec les religions non chrétiennes*, n° 2. Voir aussi *Lum. Gent.*, n° 13 et *Nost. Aetate*, n° 18.

10. *Rencontre de l'hindouisme et du christianisme*, Seuil, 1965, p. 121.

11. Eté 1977, à Petersham, U.S.A. et à Loppem, Belgique.

Notre propos

Dans ce contexte des besoins de notre époque, de la diffusion du yoga en Occident et de la nouvelle culture mondiale, notre propos sera de montrer *l'enrichissement spirituel que le chrétien peut retirer de l'apport de l'Inde* : essentiellement cet attrait pour le *recueillement au-dedans*, pour la contemplation du *mystère intime de l'être, inséparable de la Présence divine*.

On voudrait transmettre, non des recettes, des procédés, mais une orientation profonde, en soulignant que l'intégration de l'intériorité indoue dans la spiritualité chrétienne exige à la fois fidélité et dépassement. Il importe de dégager les richesses de l'Inde du minerai qui les enrobe, pour proposer une pratique authentiquement chrétienne du yoga.

Contemplation

La démarche de l'Inde est essentiellement contemplative : ce qu'elle s'efforce de faire surgir dans la conscience, c'est le mystère même de la personne, le moi réel au-delà du moi-fonction, ce moi qui transcende infiniment les circonstances de sa manifestation dans l'univers. C'est le mystère définitif de l'homme, ce sacré, ce divin que l'Inde ne cesse de contempler :

> « C'est en lui seul, l'*atman*, que chacun est fort,
> C'est en sa connaissance seule qu'on devient immortel,
> Grande perte en vérité pour qui, ici, ne l'atteint pas. »
>
> (Kena Upanishad)

Pour Thérèse d'Avila, la contemplation est aussi ce « recueillement » au centre de l'âme où Dieu habite comme dans un château. Mais ce recueillement est une grâce inconditionnée à laquelle on ne peut que se « disposer ». Et c'est là que le chrétien peut adhérer à la démarche vers la profondeur ; plus il pénètre au centre de lui-même,

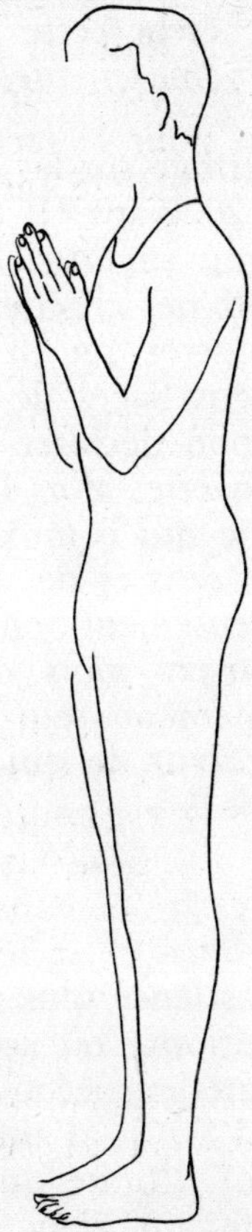

Il est vivant le Seigneur
devant qui je me tiens.

I R. 17, 1

plus il perçoit la Présence éblouissante. Il cherche alors au fond de soi un lieu pour s'arrêter et contempler cette divine Présence, ce lieu d'où il jaillit de l'être dans son fond le plus secret. Il cherche cette « pointe de son âme » où il sera *vraiment lui-même en présence de Dieu,* en face à face avec son Père.

Le Père Le Saux s'interroge sur les lenteurs de la pénétration chrétienne depuis 2000 ans. Il en voit la raison profonde dans le niveau trop superficiel de conscience de soi où se meuvent la plupart des chrétiens : « Lorsque le chrétien écoutera le rappel discret que lui murmure l'Esprit par le truchement des Anciens Sages de l'Orient et laissera ce même Esprit dévoiler sinon déchirer en lui les profondeurs vraies et dernières de son être, alors Dieu pourra œuvrer en lui depuis ce fond même qui commande tout et non plus seulement au niveau des sens et des facultés que l'homme, toujours trop parcimonieusement, entr'ouvre à son action. *La contemplation retrouvera alors dans l'Eglise sa place primordiale,* non seulement au sein des ordres voués à la vie acosmique, mais au cœur de quiconque désire progresser dans la voie spirituelle [12]. »

Amour

Dans ce niveau de conscience plus profond que la pensée réfléchie, dans cette intériorité où accède la contemplation indienne, le mystique chrétien découvre l'Esprit, manifestation ultime de Dieu : l'Esprit d'amour dont s'aiment le Père et le Fils (Jn 17, 26), l'unité qui les relie (Jn 17, 21), l'Esprit que Jésus donne aux siens (Jn 15, 15) pour leur permettre de devenir enfants de Dieu (Jn 1, 12), consommés en unité et en amour (Jn 17, 21).

Le christianisme est la *Révélation que l'Etre est Amour* (1 Jn 4, 16). « La révélation chrétienne vient ainsi sauver la

12. *Sagesse hindoue, mystique chrétienne,* Centurion, 1965, p. 117.

pensée humaine qui risque toujours de sombrer dans le monisme pour peu qu'elle ait fait l'expérience de l'être[13]. »

Jean de la Croix a insisté sur la connexion de l'amour et de la connaissance dans l'acte de contemplation : elle est « science par voie d'amour, connaissance amoureuse, obscure et générale, simple et paisible, par laquelle Dieu enseigne l'âme en secret. L'âme reçoit, se contentant d'un regard amoureux et reposé en Dieu[14]. »

Pour le chrétien, l'Etre est constitutivement communion d'amour, don de soi à l'autre (*koinonia*). Aussi Jésus ne donne pas aux siens de méthode de contemplation, mais le commandement d'aimer (Jn 15, 12). S'éveiller à l'être pour Jésus, cela se fait en aimant. Ni l'ascèse, ni la connaissance n'y peuvent rien. Cependant, ascèse et connaissance préparent à l'amour christique, mais seul l'amour fait sortir hors de soi. « Quiconque aime est né de Dieu » (Jn 4, 17).

C'est l'Esprit d'amour qui se révèle dans les profondeurs du cœur qui fascine l'Inde. L'Esprit découvre à l'homme le secret dernier de son être qui trouve son origine au plus profond de l'Amour infini qu'est Dieu : « Ainsi *au sein même de l'éclat aveuglant de l'Etre*, il lui révèle, plus éblouissant encore, *l'éclat de l'Amour*, en qui l'Etre communie trois fois à soi-même au-dedans de soi[15]. »

Ainsi, pour le chrétien, l'expérience du soi peut être mise sous l'emprise de l'action divine. En ce point central où l'âme n'est plus que pure conscience d'être, l'Esprit-Saint, par le don de sagesse, l'entraîne dans l'expérience ultime : par grâce, elle devient « participante de la nature divine » (2 P 1, 4). Le « Tu » de notre prière se fond alors dans le « Tu » que le Fils dit éternellement au Père, au sein de la Trinité bienheureuse.

13. H. Le Saux, *ibid.*, p. 190.
14. Suite de citations disséminées.
15. H. Le Saux, *op. cit.*, pp. 150-1.

ESPRIT DE NOTRE TRAVAIL

Pour une rencontre en profondeur, une confrontation purement intellectuelle est insuffisante. C'est au niveau du cœur que se vivent les expériences profondes. C'est à ce niveau qu'on peut espérer s'approcher, se comprendre, se rencontrer. Après une période où l'on s'ignorait, est venue celle où l'on s'est confronté l'un à l'autre sur le plan notionnel. Le temps est venu, semble-t-il, où l'on cherche à se prendre au sérieux en adoptant sur le plan pratique une attitude d'ouverture mutuelle. Attitude *d'ouverture à l'expérience spirituelle*, au-delà des mots et des concepts, pour assumer les trésors des traditions et disciplines non chrétiennes qui sont autant de « préparations évangéliques », de « semences du Verbe » comme disaient les Pères de l'Eglise.

Si nous allons aujourd'hui vers les richesses spirituelles de l'Orient, nous y allons comme vers un bien qui appartient à toute l'humanité, et nous en disposons en pleine liberté, selon la recommandation de Saint Paul : « Tout est à vous, vous êtes au Christ, et le Christ est à Dieu » (1 Co 3, 22). Tout ce qui est santé de la création n'est-il pas un héritage des enfants de Dieu ? Bien entendu, pour l'usage de ce bien, le discernement est requis : « Utilisez toutes choses et discernez ce qui est bon » (1 Th 5, 21).

On cherchera d'abord ce qui unit, ce qui rapproche. Mais on évitera un éclectisme superficiel qui ne mènerait à rien. On s'attachera plutôt dans la lumière de l'Esprit à *discerner ce que Dieu veut nous dire* par la voix de ces traditions. Il ne saurait être question de tout mélanger pour aboutir à « une religion au-delà de toute religion ». Ce fut l'erreur de certains penseurs pour qui la religion est devenue « gnose ». C'est, semble-t-il, l'illusion de certains chrétiens actuels qui ne saisissent pas ce qu'il y a de profondément spécifique aussi bien dans ces traditions que dans leur propre foi chrétienne.

Par exemple, pour les Orientaux, c'est le fini qui se meut à la rencontre de l'Infini. Pour le chrétien, la démarche est inverse : c'est Dieu qui vient vers l'homme et l'appelle par son nom : « Abraham ! Abraham ! » Il lui dévoile son propre Nom : « Je suis » (Ex 3, 14) et lui révèle son alliance (Ex 19, 5 sv). Dieu vient définitivement du côté de l'homme, traduit en langage d'homme jusqu'à la folie de la Croix la vie divine qui est Amour, détruit l'opposition à Dieu qu'est le péché et, ressuscité, répand en nos cœurs son Esprit d'Amour (Ac 2,1 sv.) qui nous permet de l'appeler Père (Gal 4, 6) et nous unit tous comme des frères (Rm 8, 14 ; Col 1, 2). Voilà l'Evénement dont se nourrit la *contemplation chrétienne*.

De tout temps, la mystique non chrétienne a fécondé la spiritualité chrétienne, mais la synthèse a toujours été spécifiquement chrétienne. Sous peine d'aboutir à un syncrétisme sans saveur et sans intérêt pour personne, le mouvement qui s'intéresse aux méthodes orientales de méditation devra prendre nettement position sur ce point.

CONTENU DE L'OUVRAGE

Dans une Ire partie, après une présentation du yoga sous ses différents aspects, nous amorçons de façon très succincte une *confrontation des disciplines du yoga traditionnel avec certaines pratiques de la tradition chrétienne*.

Dans une IIe partie seront exposées *certaines techniques corporelles* susceptibles de porter à la prière contemplative.

La IIIe partie sera réservée à la « *méditation* ». Nous présenterons le témoignage original et traditionnel à la fois, d'un Swami chrétien de l'ashram de la Trinité à Shantivanam, le Père Amaldas.

Enfin, la IVe partie apportera une réflexion sur la *pratique chrétienne du yoga* et présentera les sessions « Yoga et prière chrétienne » avec quelques témoignages de participants.

⁂

Cet ouvrage a quelque chose de paradoxal, car il prétend décrire avec des mots ce qui est avant tout une expérience vécue. Il est le fruit non du raisonnement mais d'une évidence. Aussi le lecteur est invité à expérimenter plutôt qu'à discuter.

Il sera souvent fait mention, par exemple, de l'interférence des relations entre état physique et état psychique, de la descente « au-dedans », vers le centre de l'être. Ces mots sont incapables de décrire ce dont il s'agit, ni même de le suggérer. Comment apprendre à quelqu'un la sensation de soif, s'il n'a jamais connu la soif ? Ce livre serait peine perdue si l'on se contentait de le lire à un niveau purement intellectuel. Il serait même nuisible dans la mesure où la pure connaissance intellectuelle dispenserait de la pratique réelle.

Pour ceux qui entreront dans la pratique, qu'ils sachent que *la manière* de pratiquer est plus importante que la forme extérieure de l'« exercice ». Et qu'ils se rappellent qu'au moins dans les débuts, ils auront intérêt à se faire aider par un guide expérimenté.

Devant l'amplitude du sujet, il nous a paru préférable de renoncer à tout dire. D'excellents ouvrages sont déjà parus qui abordent ces questions[16]. Nous nous sommes concentrés sur quelques points plus particulièrement suggestifs, en prenant le risque de décevoir, peut-être, l'attente de certaines personnes. Si cet essai pouvait aider à faire découvrir une voie à ceux qui sont en recherche d'Absolu, nous serions amplement récompensés.

Nous sommes conscients des limites de ce travail et serions heureux si ceux qui vivent des expériences sembla-

16. Voir les ouvrages de N. DAUM, J.M. DÉCHANET, H. LE SAUX, G.A. MALONEY, MICHAELLE, à l'Index des noms propres.

bles pouvaient nous les communiquer. La vérification par la pratique et la comparaison sont facteur de progrès.

Cet ouvrage doit beaucoup aux échanges pratiqués au cours des sessions, et je tiens à remercier tous ceux qui ont ainsi contribué à l'élaboration de ce travail et aussi mes amis Xuyen, Michaëlle et Nils Daum qui ont bien voulu le revoir et m'apporter leurs réflexions.

I

DÉCOUVRIR LE YOGA

Le Ciel est placé dans la « cellule intérieure » (guha).
Ceux qui se possèdent eux-mêmes
entrent dans cette demeure resplendissante.

Maha UPANISHAD

La voie spirituelle de l'Inde est avant tout une recherche de libération et de salut (*moksha*). Pour les Ecritures hindoues, la renaissance dans les existences successives (*samsara*) est la conséquence de nos actions qui émanent de nos désirs et de notre égoïsme (*ahamkara*). L'homme est le jouet de ses désirs et de son égoïsme parce qu'il est dans l'ignorance (*avidya*) de son identité profonde avec Dieu. C'est pourtant là sa vraie nature. Le salut, pour l'hindou, est donc de se délivrer de l'apparence, de l'illusion (*maya*), de l'ignorance spirituelle, cause dernière de toute misère et de toute peine.

Plusieurs voies de salut s'offrent qui mettent l'accent sur tel ou tel aspect :

1. Se libérer du désir par l'action désintéressée, tout en demeurant dans l'action. C'est la voie du *Karma-yoga*, lon-

guement décrite dans la Bhagavad-Gita [17] et pratiquée par Tilak, Gandhi, Sawarkar.

2. S'élever au-dessus de l'émotivité, transcender les désirs par une recherche de l'union au Divin, une offrande continuelle des actions à Dieu, dans un amour pur et sans partage. C'est le *Bhakti-yoga* dont le maître-livre est la Bhagavad-Gita et dont le grand théologien fut Ramanuja (1056-1137).

3. « Réaliser » [18] l'éternelle identité de l'âme avec l'Absolu par la discrimination entre ce que nous sommes essentiellement et les revêtements que notre aveuglement nous fait prendre indûment pour nous-mêmes. C'est la voie du *Jnana-yoga* dont le maître fut Shankara. Un de ses représentants les plus qualifiés en notre siècle fut Ramana Maharshi († 1950).

Ainsi, l'Inde a posé clairement le problème qui intéresse toute conscience humaine : notre esprit est enseveli sous quantité de conditionnements. Mais existe en lui une fonction de transcendance capable de les dépasser pour arriver à la pleine Connaissance qui est un autre nom du Salut, ou encore à la pleine Réalisation, c'est-à-dire à l'identification avec l'Etre Unique. Le salut final [19], en effet, est atteint quand l'âme humaine participe à l'Absolu universel qui soutient et anime le Cosmos (*Brahman*). Elle entre dans la liberté de la vie immortelle, dans un mode d'être au-delà de l'espace et du temps.

17. Yoga est ici entendu au sens large de démarche vers la Délivrance. On dit aussi « marga » : sentier.

18. Au sens de rendre réel.

19. Faut-il faire remarquer que nous nous contentons d'exposer ici la démarche de l'Inde. Il est évident que la Révélation chrétienne voit le salut différemment :

— intervention de Dieu dans un devenir historique du salut,

— centrage sur la personne de Jésus-Christ, Dieu incarné,

— salut tendu vers une rencontre directe avec un « Toi » objectif et éternel.

LE YOGA DE LA CONNAISSANCE : JNANA-YOGA

Il ne s'agit pas de spéculations ou de réflexions intellectuelles, mais de sagesse (sens du terme *Jnana*). Absence de dispersion dans l'image et l'abstraction, retour incessant au présent de l'instant, centrage de la conscience sur soi-même pour rejoindre la source des activités de l'esprit, au-delà de tout conditionnement. Ce yoga comporte peu de pratiques rituelles ou ascétiques, il est essentiellement intuition libératrice.

Il vise à reconnaître la transcendance de l'âme en son essence profonde (*atman*) par rapport à toutes les manifestations possibles au plan des sens et de la pensée. C'est la recherche de la Réalité absolue (*Brahman*), au-delà de la réalité relative et limitée. L'homme qui identifie trop rapidement son soi avec le mental et les sens est dans l'ignorance spirituelle (*avidya*). Le moyen de s'en dégager est la discrimination (*viveka*) : apprendre à regarder nos sentiments, nos souffrances, nos pensées, etc., comme extérieurs à nous-mêmes. Un « *Témoin* » est en nous qui regarde le spectacle multiple et changeant sans en être affecté. Ce qui suppose une sévère discipline de négation : ne s'identifier ni au corps, ni aux objets des sens, ni aux modifications des fonctions mentales, ni à ceci, ni à cela (*neti, neti*). Les sciences ne sont nullement exclues de ce processus. Les notions scientifiques modernes s'intègrent dans cette conception, et peuvent aider l'homme à se trouver.

Au terme de ce processus, la véritable identification est atteinte : « Tu es Cela » disent les Vedas et les Upanishads, ou « Je suis Brahman », la Réalité suprême définie comme Sat-cit-ananda : Etre absolu, Conscience absolue, Béatitude absolue.

L'entraînement (*sadhana*) est très long. Il mène au *samadhi*, absorption totale en la Réalité ultime. Cette expérience est à la fois vacuité totale (*kaivalya*), (vide de tout ce qui n'est pas soi de façon essentielle et permanente), et plénitude (*purnam*) dans l'océan de la Béatitude infinie. L'adepte atteint la liberté absolue : plus d'attachement au monde phénoménal ni à l'ego. Identifié au réel du Réel, son être est paisible et silencieux, indifférent à l'égard de tout, sans aucun désir, ni intérêt particulier. C'est l'état de parfait « isolement » (*Kevala*). Il est délivré de l'entraînement dans la roue implacable des renaissances successives selon la loi du karma. Il est libéré-vivant (*jivan-mukta*), identifié au Soi suprême.

Il faut reconnaître que cette première voie n'est accessible qu'à très peu de personnes[20]. Une autre voie par contre, s'offre à tous : c'est « le yoga de la vie quotidienne[21] », la voie de l'action désintéressée, de l'action « sans désirs ».

Le yoga de l'action désintéressée : karma-yoga

Il se ramène à trois attitudes :

— *Première attitude :* OBÉIR A SA PROPRE LOI D'ACTION (*swadharma*), découvrir et assumer pleinement les conditions de vie qui sont les nôtres : elles ont un lien profond avec notre être propre, car elles sont le fruit de nos actes passés[22]. Chacun a son rôle spécifique dans la société. Chacun doit assumer de son plein gré, la tâche propre adaptée à ses dons et l'accomplir comme un moyen de servir le corps social dont il fait partie, sans rechercher d'avantages personnels.

20. On peut citer KRISHNAMURTI, AUROBINDO, VIVEKANANDA, RAMANA MAHARSHI.

21. Cf. Jean HERBERT, *Le yoga de la vie quotidienne*, Dervy-Livres, 1978.

22. Qui pour les chrétiens sont dans cette existence, et pour les hindous dans les existences antérieures.

— *Deuxième attitude* : AGIR AVEC DÉSINTÉRESSEMENT : « Accomplis toujours l'œuvre qui doit être faite, car en faisant l'œuvre sans attachement, l'homme atteint au Suprême » (*Bhagavad-Gita* III, 9). « A l'action tu as droit, non à ses fruits. Que les fruits de l'action ne soient point ton mobile » (*B.G.* II, 47). « Satisfait avec ce qui lui échoit, sans qu'il l'ait recherché, égal dans l'échec et le succès (*B.G.* IV, 21-22), le karma-yogin « considère d'un œil égal la motte d'argile et l'or » (*B.G.* VI, 8). Parfaitement désintéressé, il s'engage dans l'action, sans s'y identifier. Le « Témoin » en lui reste éveillé, qui ne peut rien gagner ni perdre. En somme « il s'agit d'introduire l'esprit contemplatif au sein même de l'action [23] ».

Les actes accomplis de cette manière contemplative et désintéressée sont un véritable sacrifice (sacra facere = faire des actes sacrés). Les travaux accomplis dans cet esprit prennent valeur de rite sacrificiel : « Le sacrifice ainsi entendu ne consiste plus seulement à accomplir en certaines circonstances des actes spécifiquement sacrés, mais à sacrifier (rendre sacré) tout ce que nous faisons, tout ce que nous sommes [24] ».

En bref, le karma-yoga consiste à accomplir son devoir avec détachement. C'est le moyen le plus puissant pour la libération.

— Une *troisième attitude* découle de la précédente : NE PAS NOUS CONSIDÉRER COMME LES AUTEURS de nos actions. « Penser que l'on est l'auteur de l'action est complètement faux », aimait répéter Swami Ramdas. Et Sri Aurobindo [25] : « C'est un grand secret de la sadhana de savoir comment faire les choses par le Pouvoir qui est der-

23. Nils DAUM, *Yoga et Destin de l'homme*, Epi, 1975, p. 58.

24. A. COOMARASWAMY, *Hindouisme et Bouddhisme*, p. 45, cité dans Tara Michaël, *Clefs pour le yoga*, Seghers, 1975, p. 135 dont nous nous servons pour ce chapitre.

25. *Le guide du yoga*, Albin Michel, 1970, p. 297.

rière nous ou au-dessus de nous, au lieu de tout faire par un effort du mental. »

Cette forme du yoga, faite de *souplesse* aux événements, d'esprit de *service* et de *détachement*, est toute proche de la voie de la Bhakti. La Bhagavad-Gita revient souvent sur la recommandation : « Agis complètement pour moi, accomplissant tes actions pour moi. Tu atteindras la perfection » (*B.G.* XII, 10-11). On ne saurait majorer l'importance pratique de ce yoga dans la tradition hindoue. Swami Ramdas ne craignait pas d'affirmer : « Sans Karma-yoga, le Jnana-yoga et le Bhakti-yoga ne sont que de l'égoïsme spirituellement magnifié [26]. »

LE YOGA DE L'ADORATION ET DE L'AMOUR : BHAKTI-YOGA

Ici, la libération s'atteint par *l'union au Divin* qui se manifeste dans l'univers, dans les créatures, et qui siège dans le cœur de l'homme. « Il est très difficile de me voir, déclare Krishna à son disciple, ce n'est que par l'amour sans compromis pour moi ô Arjuna, qu'on peut me connaître, me voir dans mon essence, et pénétrer en moi » (*B.G.* XI, 52-54). Ce n'est que par l'amour que l'on atteint l'accomplissement final de la vie : connaître Dieu si intimement que l'on puisse pour ainsi dire « le pénétrer ». Cet amour est exclusif : « Celui qui fait ses actions pour moi, qui fait de moi sa fin suprême, qui m'est tout dévoué, libre de tout attachement, pur de toute inimitié envers les créatures, celui-là vient à moi » (XI, 55). « Sois mon dévôt, offre-moi ton sacrifice et ton hommage. Ainsi tu viendras à moi, ma promesse est solennelle, car tu m'es cher » (XVIII, 65).

Pour alimenter cet amour, les plus petites choses sont utilisables. *Les menues circonstances de la vie*, si l'on en fait un don d'amour, revêtent une signification divine. A

26. Cité par Jean HERBERT, *op. cit.*, p. 86.

travers elles, Dieu prend possession de l'âme de son amant : « Quiconque, poussé par l'amour, m'offre, ne serait-ce qu'une feuille, une fleur, un fruit ou de l'eau, j'accepte cette offrande faite en adoration par une âme zélée. Tout ce que tu fais, tout ce que tu manges, ce que tu donnes, toute austérité que tu t'imposes, offre-moi tout » (IX, 26-27). Le don total de soi à travers les menues circonstances de la vie est la voie rapide qui mène à l'union : « Je suis le même en tous les êtres. Mais ceux qui m'adorent avec dévotion sont en moi et je suis aussi en eux » (IX, 29). « Ceux-là, selon moi, sont les plus avancés dans le yoga » (XII, 2).

On comprend l'attrait de cette voie qui ne suppose aucun niveau intellectuel, ni grande ascèse. Ce mouvement de la Bhakti a été l'âme de la religion populaire au long des siècles en Inde. Il a produit de nombreux saints dans toutes les sectes. Citons-en deux dont les écrits sont facilement accessibles :

Toukaram, ce pèlerin-poète qui a traversé les routes du pays marathe au XVIIe siècle. Ses psaumes, publiés par Guy Deleury [27], nous font connaître la richesse accumulée par les siècles à travers le cœur de cet illettré, brûlé d'amour.

Sri Mahesh, de son côté, a publié récemment les écrits d'une mystique [28] du XIIe siècle, adepte du *Shiva-yoga*, qui voit Dieu partout et en tout : « O Seigneur, si tu t'approches et t'assieds dans le creux de ma main, alors tout mon amour se fixe sur toi, comme la pupille de mes yeux. »

Actuellement, on peut se rendre compte de l'importance de la Bhakti à travers les grands pèlerinages communautaires, celui de Pandharpour, par exemple [29], ou les grands rassemblements communautaires favorisés par l'urbanisa-

27. TOUKARAM, *Psaumes du pèlerin*, Gallimard, 1973.
28. Sri MAHESH, *Le Bhakti-yoga de Akkamaha-Devi. Shiva-yoga*, édit. par CRCFI, 50, rue Vaneau, Paris, 1976.
29. G. DELEURY, *Renaître en Inde*, Seuil, 1976.

tion : comme la neuvaine de Ganpati en octobre à Poona, avec ses milliers de reposoirs, fréquentés par un demi-million de personnes.

DES YOGAS AU YOGA

On a pu voir dans la *Bhakti* la voie vers laquelle convergent toutes les autres. Pour aimer si intimement, on cherche d'abord une meilleure pénétration intuitive de la Réalité divine, une contemplation de la vraie nature du Soi en tant que dépendant de Dieu (*Jnana-yoga*). Et l'on offre à Dieu toutes ses actions en les purifiant de tout égoïsme, renonçant même à en être l'auteur (*Karma-yoga*).

Certes des problèmes se posent quand on cherche à harmoniser ces voies : mais la plupart ne refusent pas une synthèse pratique. On a pu dire que saint Jean de la Croix l'avait réalisée : « Le yoga de saint Jean de la Croix ne se limite pas à un des quatre yogas jnana, bhakti, karma et raja, à l'exclusion des autres, mais il les intègre tous les quatre en lui-même. En ce sens, on peut le dénommer " yoga intégral ". Parmi les mystiques chrétiens à qui nous pouvons, d'une manière ou d'une autre appliquer le terme de yogi, Jean de la Croix peut être appelé le yogi par excellence, car chez lui seul s'allient harmonieusement tous les éléments des différents yogas, maintenus ensemble par la suprématie de la foi chrétienne [30] ».

C'est bien dans cette ligne d'harmonisation des différentes voies que nous nous sentons appelés à avancer.

Ces trois voies, décrites dans la Bhagavad-Gita, sous-tendent la religiosité orientale. Il était nécessaire de les présenter pour restituer au yoga son ampleur traditionnelle, assez méconnue en Occident.

30. Swami SIDDHESWARANANDA, *Pensée indienne et mystique carmélitaine*, Centre védantique Ramakrichna, Gretz, 1974, pp. 201-2.

Au sens plus précis, le yoga est la technique spirituelle qui mène à la délivrance. Elle est codifiée dans les *Yoga-sutras* de Patanjali[31]. C'est le « yoga royal » ou yoga par excellence parce qu'il est la structure dans laquelle peuvent venir s'insérer toutes les méthodes particulières qui sélectionnent tel ou tel aspect (*hatha-yoga*, *tantra-yoga*, *mantra-yoga*, etc.). Très analytique, et de formulation très précise, il permet une approche scientifique. Mais avant de passer à l'examen de ses huit étapes (*angas*), il est utile de parler du yoga en général.

QU'EST-CE QUE LE YOGA ?

Et d'abord son étymologie : yoga vient de la racine « yog » : atteler ensemble, joindre. Il permet à l'homme de *réaliser son unité foncière*, le lien entre les différentes zones de lui-même, le lien entre lui-même et le monde, entre lui-même et le Principe ultime.

C'est un des grands « *dharsanas* » ou grandes écoles de la philosophie indienne qui, chacune dans une perspective propre, délivre le même message. Le yoga est le « dharsana » qui montre au chercheur d'absolu le chemin *de façon concrète et technique*. Il est intimement connexe au *Samkhya* qui fournit la théorie de la réalité, la nature de la libération. Le yoga montre la voie pratique.

Le Samkya, foncièrement dualiste, pose à l'origine deux principes : d'un côté, le *Purusha*, réalité immuable, éternelle, intemporelle : l'esprit. De l'autre côté : *Prakrti*, la nature universelle, le monde, la matière. Quand *Purusha* se trouve dans le corps, il ignore tout de sa véritable nature, en raison de ses fausses identifications. Comme la lune qui semble trembler quand on la regarde dans son reflet sur la surface sinueuse d'un lac. Le yoga consiste à apaiser les

31. Qu'on peut situer au Ve siècle.

fluctuations de la surface pour permettre au *Purusha* (la personne) de prendre conscience de sa véritable identité. Sa technique est de « séparer » l'âme éternelle de l'enveloppe psycho-physique qui l'entoure. Elle peut alors se reconnaître et jouir dans un splendide « isolement » (*Kevala*) de sa propre éternité.

On le voit, le yoga est un effort pour se libérer de l'illusion du monde phénoménal et de l'esclavage de l'ego. Il n'a rien d'une religion. Il ne s'intéresse pas à la nature de Dieu mais à l'âme humaine et à son immortalité. S'il est question d'un « Seigneur » (Ishvara) dans les Yogas-sutras de Patanjali, on ne peut absolument pas le comparer au Dieu des chrétiens. Ce n'est qu'un Purusha, le seul qui n'ait jamais eu de contact avec la matière et qui, à ce titre, peut aider les autres âmes à s'en libérer.

Le yoga est une méthode pour échapper au flux de l'écoulement des choses et *parvenir à l'expérience intérieure du mystère de l'être.* C'est une technique pour saisir la conscience de soi dans sa pureté originelle, conscience qui a toujours tendance à se dérober derrière les fluctuations de la vie psychique. Le yoga est démarche d'intériorisation grâce à laquelle l'âme immortelle peut être découverte, il est union avec le fond de l'être, *expérience de rattachement à l'être universel.*

Plus qu'un ensemble d'exercices corporels qui visent l'équilibre psychosomatique, le yoga vise l'accomplissement de l'homme dans *l'harmonie de toutes ses dimensions :* le physique, le mental, le « spirituel ».

Dans cet essai, nous voudrions rappeler l'amplitude du yoga, promouvoir ce « yoga intégral » qui ne saurait se réduire à une simple hygiène physique et mentale, quel que soit l'intérêt de cette dernière. Ceci est important car nous assistons actuellement à une diffusion si rapide du yoga qu'elle risque de déformer gravement la discipline et d'en laisser tomber l'aspect le plus important. Dans la perspective d'un essai d'intégration du yoga dans l'ascèse chrétienne, il est également nécessaire de ne pas l'assimiler à des éléments périphériques, mais de l'envisager *dans ses éléments centraux et constitutifs.*

UN VRAI YOGA POUR L'OCCIDENT

De plusieurs côtés, des réactions se manifestent qui veulent sauvegarder la pureté des disciplines traditionnelles, tout en s'ouvrant aux valeurs du monde occidental.

Dans la Revue *Yoga et vie*[32], Swami Kumaraswami définit ainsi le yoga : « Le yoga a plusieurs sens. Il signifie maîtrise de soi, adoration, méditation et union à Dieu... Le mot " yoga " désigne le procédé et le résultat du procédé qui nous permet de transcender notre condition présente et de nous élever à un degré nouveau, plus élevé et plus large de connaissance, c'est-à-dire à une connaissance spirituelle d'égalité universelle et d'unité avec Dieu. »

Par ailleurs, le Père J.-M. Déchanet, qui a eu le mérite d'ouvrir aux chrétiens d'Occident la voie du yoga, avec ses différents livres bien connus[33], présente ainsi le « yoga type-Valjouffrey » : « Ce yoga ne veut pas être exclusivement, ni même principalement, une gymnastique immobile, une relaxation pure et simple. Il tend à épanouir l'être humain, le corps et l'âme ; mais aussi à révéler l'esprit... Cette conception de l'homme, à trois et non à deux dimensions, qui fut celle de l'Antiquité chrétienne et qui est, en quelque sorte, celle des différents yogas, hindous ou chinois, est la base essentielle du yoga type-Valjouffrey. »

« ... Cueillir les fruits du yoga non pas seulement au plan du corps et du mental, mais au plan de l'être humain

32. Mars 1976, p. 11.

33. *La voie du silence*, Desclée de Brouwer, 1956 ; *Yoga chrétien en dix leçons*, DDB, 1964.

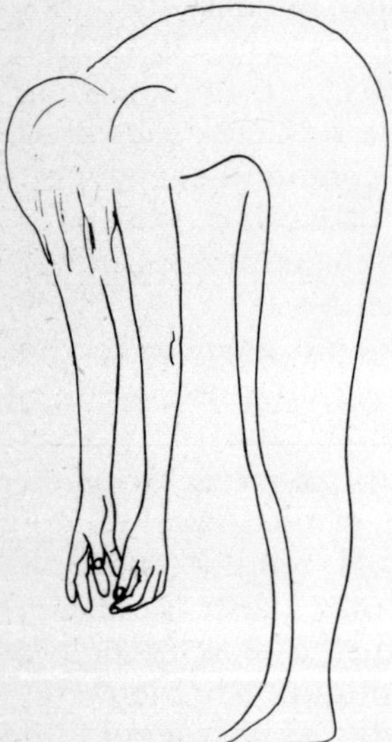

Si tu voulais considérer la misère de ta servante
et te souvenir de moi !

(prière d'Anne) I Sm 1, 11

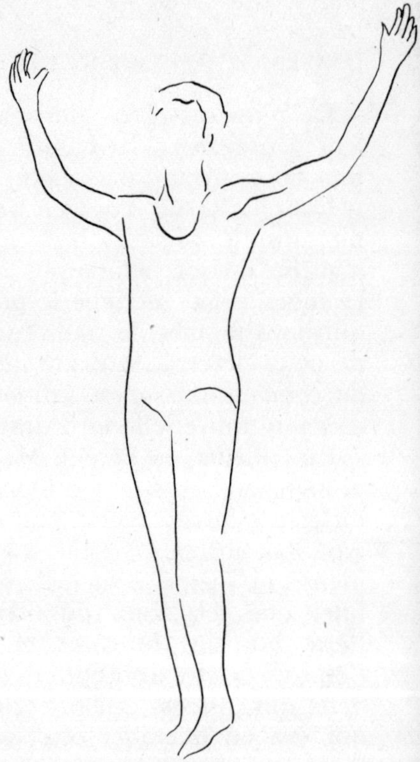

Je veux te bénir en ma vie
A ton Nom élever les mains

Ps 64, 5

tout entier. C'est là notre préoccupation depuis notre rencontre avec le yoga [34]. »

De même, Nils Daum cherche à promouvoir un vrai yoga pour l'Occident, un yoga qui « *aide l'homme à se transformer* non pas en surface, mais en profondeur, le faisant entrer dans un nouvel art de vivre [35]. » Le yoga, sous sa forme gymnique, doit être un tremplin pour aller plus loin : « Le vrai yoga, poursuit N. Daum, doit jouer un rôle déterminant dans l'évolution, à l'intérieur des hommes d'abord, puis dans l'évolution extérieure de leur histoire. » Il précise : « Bien que le yoga ne soit pas une religion, il invite lui aussi à cheminer dans la voie qui mène à la Réalisation, à l'Union, à l'Eveil. Et c'est là sa fin véritable et unique [36]. »

Dans cette perspective, chacun sera appelé à aller jusqu'au bout de sa vérité : le bouddhiste comme l'hindouiste, l'athée comme le chrétien. Certains chrétiens peuvent témoigner que la pratique du yoga les a conduits à une remise en cause positive de leur pratique religieuse devenue routinière, les a aidés à approfondir et à vivre l'enseignement du Christ avec plus d'authenticité. « Réapprendre sa Tradition peut se faire par l'intermédiaire d'une autre Tradition. » « Le contact authentique avec une Tradition riche et vivante nous invite très tôt à cette attitude de respect en même temps que d'exigence dans sa propre recherche [36 bis]. »

L'homme d'Occident s'intéresse aux traditions orientales non pour les copier servilement, mais pour s'en inspirer et les traduire dans le contexte de sa propre sagesse, de sa propre culture et de sa propre histoire. Il n'a pas à s'orien-

34. *Cahiers du Val*, été 1975, pp. 49-52.
35. Revue *Vrai Yoga d'Occident*, n° 1 (octobre 1978), pp. 3-4.
36. *Ibidem*, fév. 1979, p. 10.
36 bis. Robert FAURE, « La découverte de sa Tradition » dans *Cahiers du Yoga*, 21, printemps 1979, p. 26.

taliser, mais à *s'orienter* intérieurement *vers la source véritable de son être*, ce par quoi l'Inde a toujours été fascinée, au long de sa vieille histoire.

Retrouver la substance originelle du yoga hindou pour bâtir un yoga occidental, dégagé de tout folklore, pur de tout résidu particulariste : voilà, nous semble-t-il, la tâche essentielle pour ceux qui s'intéressent à l'évolution du yoga en Occident.

II

LE YOGA CLASSIQUE ÉTAPES PRÉPARATOIRES

Tu étais au-dedans de moi
Et j'étais, moi, en dehors de moi-même.
S. AUGUSTIN

Il nous faut maintenant prendre connaissance du yoga classique ou Raja-yoga. Nous avons pour cela un texte capital : les Yogas-Sutras de Patanjali[37]. Pour la confrontation avec la mystique chrétienne, nous nous référons aux deux grands maîtres du Carmel, dotés dans l'Eglise de la plus haute autorité comme guides des voies spirituelles : sainte Thérèse d'Avila, « mère des spirituels », qui a puisé dans son expérience personnelle l'inspiration de ses écrits et saint Jean de la Croix qui, joignant à l'expérience la science théologique, a été proclamé « docteur de l'Eglise ».

Dès les premiers versets des Yogas-sutras, le yoga est défini comme « l'arrêt des modifications ou mouvements *(vrittis)* du mental *(citta)* ».

37. Nous empruntons les commentaires de I.K. TAIMNI, *La Science du yoga*, A. Adyar, 1974, qui possède à la fois la culture occidentale et la connaissance des philosophies indiennes.

Pour parvenir au but, huit étapes doivent être parcourues :

1. les refrènements (règles morales concernant la vie en société),
2. les observances (astreintes concernant la vie personnelle),
3. les postures,
4. le contrôle de l'énergie et de la respiration,
5. le retrait des sens,
6. la concentration mentale,
7. la méditation profonde ou contemplation,
8. le recueillement parfait ou l'identification.

On remarquera que les six premières étapes ne sont pas originales : attitudes morales (1-2), pratiques psychosomatiques (3-4), culture de l'attention (5-6), peuvent être retrouvées ailleurs. Seules les deux dernières étapes sont spécifiques du yoga.

Tout au long de l'itinéraire, il s'agit d'éliminer les unes après les autres toutes les sources de perturbation du mental : celles qui viennent des passions (1-2), celles qui viennent du corps physique (3), celles qui proviennent d'une mauvaise circulation de l'énergie vitale dans l'enveloppe pranique (4), et enfin la source principale : les perturbations en provenance des organes sensoriels (5). Ces cinq degrés sont parfois appelés « yoga extérieur ». Ils ne sont que préparation pour le « yoga intérieur », les trois dernières étapes (*Samyama)* qui approfondissent progressivement le degré de concentration. La conscience empirique se vide d'elle-même, le « Témoin » cesse de s'identifier aux modifications psycho-physiques pour arriver à l'absorption totale de la conscience dans son objet, à la façon de la goutte d'eau qui se perd dans l'océan.

1. Les refrènements (yamas)

La racine « *yam* » (dompter) évoque, par exemple, la façon dont on astreint des chevaux à venir s'atteler à un char. Il s'agit, dans cette première étape, de contrôler les instincts pour les mettre au service d'un but supérieur : ne pas faire de mal aux êtres, ne pas mentir, ne pas voler, pratiquer la continence sexuelle, ne pas être possessif. Ces préceptes doivent être pratiqués à la perfection. Les progrès de l'adepte sont voués à l'échec s'il essaie de fuir dans les compromis.

a) *La non-nuisance (ahimsa)*, c'est « ne vouloir infliger aucun mal à aucun être vivant », d'aucune façon, ni en action, ni en paroles, ni même en pensée. Cette prescription est fondée sur la reconnaissance de l'unité de la vie chez tous les êtres. Cet idéal est formulé négativement, mais il est inspiré par une tendre compassion pour tout ce qui vit. Il se transforme progressivement en amour et en service concret. Ce précepte s'applique d'ailleurs au yogi lui-même : il ne se violente pas, il dialogue avec son corps, ne lui demandant que ce qu'il est capable de faire à tel moment. Il s'interdit de détruire la vie pour un plaisir égoïste (d'où son végétarisme). Il refuse ainsi, en lui, toute tendance qui saperait l'élan et l'enthousiasme autour de lui.

La convergence de cette attitude d'amour avec le précepte central du christianisme : « tu aimeras ton prochain comme toi-même » est assez évidente [38]. Cette discipline est la principale ; les autres ne font que la consolider.

b) *La véracité (satya)* : ne pas s'écarter de la vérité, essayer d'appréhender les faits correctement, sans distorsion par intérêt ou amour-propre, accorder ses actes avec ses

38. Cf. P. Regamey, *Non-violence et conscience chrétienne*, Cerf, 1958.

paroles et ses pensées, se garder de porter préjudice à autrui par des paroles exagérées, inconsidérées ou équivoques.

c) *L'honnêteté (asteya)* : ne pas s'approprier illégalement ce qui ne nous appartient pas, ne pas exploiter les autres.

d) *La continence sexuelle (brahma charya*, mot à mot : marcher avec le Brahman, vivre avec le sacré) fait partie d'un ensemble de disciplines exigées pour augmenter le pouvoir de concentration. L'énergie sexuelle est canalisée pour des fins supérieures. Selon Taimni[39], l'abstinence complète de vie sexuelle est exigée. Il faut renoncer, non seulement à l'activité sexuelle, mais aussi aux pensées qui s'y rapportent et, d'autre part, se libérer de toute inclination pour les plaisirs de la table et les joies des sens. Il existe pourtant une interprétation moins stricte où l'acte sexuel peut être accompli dans la chasteté de pensée et d'action[40].

e) *La non-avidité (aparigraha)* : refréner la tendance à posséder. Cette tendance est un instinct primordial. Quand elle se limite aux nécessités fondamentales de la vie, tout est bien. Mais si elle se porte vers des choses superflues, elle doit être combattue, car elle est source de dispersion et de perturbations pour le mental. C'est aussi une des sources de la violence. C'est pourquoi le yogi recherche la simplicité de vie et rejette les accumulations superflues. Ce précepte de non-possession est lié à la générosité envers le guru[41] auquel le novice doit faire don de tout ce qu'il possède.

Jésus proclame heureux les pauvres et demande de ne pas amasser de trésors sur la terre (Mt 6, 19-23). Et Jean de

39. *Op. cit.*, pp. 205-206.
40. A. DANIÉLOU, *Yoga, méthode de réintégration*, l'Arche, 1973, p. 45. Revue *Yoga*, déc. 1979, A. VAN LYSEBETH, « Yoga et sexualité ».
41. Guide spirituel.

la Croix explique les conséquences concrètes de cette invitation pour celui qui veut gravir la montagne de l'union à Dieu. C'est par le sentier du « rien » que l'âme doit se guider, laissant à droite et à gauche le sentier des biens de la terre et celui des biens du ciel. Seul celui du parfait détachement et de la pauvreté absolue conduit au Tout qui est Dieu. Plus que de privation matérielle, il s'agit avant tout de « ne pas avoir l'âme riche », de « ne pas mettre sa volonté aux richesses[42]. »

Ce détachement affecte toutes les facultés humaines, y compris la mémoire qui peut accumuler des biens dans ses archives secrètes. Cette purification est mise en relation avec la croissance de l'espérance. C'est un trait spécifique de la pauvreté chrétienne : « Toute possession est opposée à l'espérance et cette vertu a pour objet ce qu'on ne possède pas, dit saint Paul. Aussi, plus la mémoire se dépouille et plus elle acquiert d'espérance ; par suite, plus elle a d'espérance et plus elle est unie à Dieu[43]. »

2. Les observances (niyamas)

Après l'aspect social, voici l'aspect intérieur et personnel. Le comportement extérieur est le fruit d'une purification intérieure. Il va sans dire que ces deux étapes sont pratiquées simultanément, les observances permettant la mise en pratique des refrènements[44].

a) *La pureté (saucha).* Une chose est pure si elle est capable de servir la vie divine. Elle est impure si elle entrave la pleine expression de cette vie. C'est pourquoi le

42. *Montée du Carmel,* Liv. I, ch. 3, dans *Œuvres spirituelles de Jean de la Croix,* éd. par le P. Lucien, Desclée de Brouwer, 1942, pp. 65-66.
43. *Montée du Carmel,* Liv. III, ch. 6, *op. cit.*, p. 328.
44. Nils Daum a bien mis ce point en lumière dans *Yoga et destin de l'homme,* Epi, 1974, p. 113.

yogi cherche un mode de vie correct et équilibré. Il considère que la manière de se nourrir, par exemple, n'est pas indifférente à la recherche spirituelle. Il évite tout excès dans un sens ou dans un autre[45]. L'alimentation végétarienne est retenue parce qu'elle favorise la clarté et la sérénité du mental et aussi parce qu'elle n'implique pas destruction de la vie animale.

Outre les effets physiologiques de désintoxication de l'organisme, le jeûne a aussi celui d'élargir la conscience et de l'introduire à des niveaux plus subtils. Des expériences et des études sont en cours et leur influence sur les mouvements de méditation et de prière sera certainement très importante[46].

Les *kriyas* sont des nettoyages de l'estomac, du nez, du tube digestif, *kapalabhati* et *bhastrika*, une purification des voies respiratoires.

La purification intérieure des pensées et des émotions n'est pas moins importante que celle du corps. On y parvient en particulier par la répétition de formules rituelles (*mantras*)[47].

b) *Le contentement (santosha)* est l'aptitude à rester calme et serein quoi qu'il arrive, quelles que soient les difficultés extérieures ou intérieures. Ce n'est pas une attitude amorphe et paresseuse, mais une disposition très positive et dynamique, source de joie et de réconfort pour l'entourage. Elle est fondée sur l'indifférence parfaite au plaisir personnel, au confort. Elle reflète l'équilibre intérieur de quelqu'un qui trouve sa force en lui-même.

On pense à l'équilibre serein d'une Thérèse d'Avila qui, au sein même des difficultés énormes de la Réforme du

45. Voir un programme accessible, fondé sur une expérience actuelle en contexte occidental : MICHAELLE, *Yoga et prière*, Cerf, 1977, ch. 5.

46. Au plan chrétien, voir un travail sur le jeûne, sa technique et sa valeur spirituelle, dans *Cahiers de la vie spirituelle*, 1959.

47. Voir IIe partie de cet ouvrage.

Carmel, goûtait une paix extraordinaire. Sujette aux calomnies, elle écrit au Père Gaspar de Salazar : « Au milieu de cette épreuve... je ne sais comment je goûte la paix. Par la grâce de Dieu, rien ne saurait me l'enlever[48]. »

c) *L'effort sur soi (tapas).* C'est l'ascèse, l'endurance, la persévérance. Etre exigeant pour soi tout en restant tolérant pour les autres. Le hatha-yoga est une école de maîtrise de soi.

d) *L'étude des Ecritures sacrées (svadhyaya)* ou lecture « pour soi ». C'est une lecture lente, faite dans un état de disponibilité. On s'imprègne, on assimile. Dès que l'on se sent interpellé personnellement, on s'arrête pour « digérer ». C'est une préparation à la méditation proprement dite qui rappelle étrangement la « lectio divina » de la tradition chrétienne[49].

e) *Hommage au Seigneur (Ishvara-pranidhana).* Littéralement : déposer aux pieds du Seigneur toutes ses actions. Cet Ishvara n'est pas le Dieu universel, créateur et tout-puissant. Il ne peut venir en aide qu'à l'homme qui a choisi le yoga. C'est un « esprit » libre qui n'a jamais été atteint par les « impuretés » de l'existence conditionnée. C'est grâce à cette « sympathie métaphysique » qu'il peut aider celui qui veut s'affranchir. Il n'est que « l'archétype du yogin, un macroyogin[50]. » Pour le yogi, ce don de soi à Ishvara n'est qu'un moyen momentané qui sera dépassé lors de l'étape finale. Dans le *samadhi,* en effet, toute dualité est effacée. Aucun objet d'abandon ne peut donc subsister, pas même Dieu en tant qu'autre.

Dans la perspective chrétienne au contraire, le don personnel au Dieu personnel est un élément fondamental et

48. Thérèse d'Avila, *Conseils spirituels,* Cerf, 1975, p. 69.
49. Cf. Père LAMBERT, carme, *Cahiers du yoga,* janv. 1964, p. 4.
50. Mircea ELIADE, *Histoire des croyances et des idées religieuses,* Payot, 1978, II, p. 68.

permanent tout au long du chemin qui mène à la « déification » : « Que ta Volonté soit faite » répète sans cesse le chrétien.

Par les exigences de Yama et Niyama, on se rend compte que le yoga est plus qu'une gymnastique psychosomatique. Il propose un véritable *art de vivre*. Qu'on ne croie pas cependant que la perfection soit exigée dès le départ. C'est un lent cheminement, une mort progressive de l'ego au fur et à mesure que grandit la personne intérieure. Il n'en reste pas moins vrai que celui qui entreprend la démarche doit se placer sur ce plan d'une *transformation intérieure*. Les étapes suivantes, plus techniques et plus extérieures (3 à 5), ne prennent leur sens que sur ce fond d'exigences spirituelles.

On remarquera, cependant, que l'humilité n'est pas signalée, alors qu'elle est si importante dans la tradition chrétienne, l'orgueil étant l'obstacle central sur le « chemin de la perfection ». Thérèse d'Avila y insiste longuement [51].

On ne peut s'empêcher de rapprocher ces exigences du yoga des Béatitudes évangéliques proclamées par Jésus : « Heureux ceux qui ont une âme de pauvre. Heureux les doux. Heureux les artisans de paix, etc. » (Mt 5, 3-12). Il y a pourtant des différences capitales : pour le chrétien, les Béatitudes sont un renversement de sa manière de juger en raison de la lumière nouvelle projetée sur les valeurs de la vie. Même si le Royaume de Dieu est assuré et même déjà commencé maintenant, il n'aura sa réalité totale que dans l'autre vie. De plus, les Béatitudes sont le portrait de Jésus lui-même qui se présente comme celui qui accomplit l'aspiration du bonheur. Le programme qu'il trace, il l'a vécu parfaitement : « Ecoutez mes leçons car je suis doux et humble de cœur » (Mt 11, 29). Par conséquent, si le yoga incline à la douceur, à la patience, au respect d'autrui, à la paix, à la sérénité, toutes ces dispositions peuvent être

51. *Chemin de la perfection*, ch. 12 à 18.

reprises par le chrétien, à titre de préparation pour mieux ressembler à son Maître, vivre la douceur, la pauvreté, la paix du Christ lui-même. En perfectionnant la nature, ces dispositions naturelles ouvrent un chemin à la Grâce [51bis].

En ôtant certains obstacles, elles préparent et facilitent l'action de l'Esprit-Saint.

3. Les postures (asanas)

La troisième étape de la technique spirituelle qu'est le Raja-yoga est constituée par la pratique des postures. Dans sa concision habituelle, Patanjali la définit : « Ce qui est stable et aisé (ou agréable) [52]. Au sens large, toute attitude corporelle tenue longtemps dans l'immobilité et dans l'aisance peut être considérée comme attitude de yoga. »

Le but est d'obtenir l'*ekagrata*, la concentration sur un seul point, physique ou psychologique, de façon à supprimer la dispersion mentale et à trouver l'unification intérieure. Les changements de la conscience sont produits par la mise en mouvement de forces subtiles dans le corps physique. On va donc travailler le corps, le rendre apte à recevoir l'influence de ces forces subtiles, de façon à permettre la descente dans des niveaux de conscience plus profonds. Le but recherché est la maîtrise du plan psycho-physique et par là l'immobilité du mental. La perfection est atteinte pour une posture quand l'effort n'existe plus : l'esprit libéré peut alors « se fondre dans l'infini [53]. »

Le Hatha-Yoga qui utilise particulièrement les *asanas* et les *pranayamas* distingue deux sortes de postures : les postures de travail et les postures de méditation. La plus connue parmi ces dernières, seules envisagées par Patanjali

51 bis. Cf. J.-M. Déchanet, *La Voie du silence*, DDB, 1956, pp. 123-129.

52. *Yoga-sutras*, II, 46.

53. *Yoga-sutras*, II, 47.

parce que plus importantes, est le fameux Lotus (*Padmasana*) : assis, jambes pliées, tronc droit, menton un peu rentré, regard convergent vers l'intervalle des sourcils. Leur but est de faciliter la méditation, de créer la sérénité, la stabilité mentale. Elles sont compatibles avec un maximum de relaxation car on ne fait intervenir que le tonus musculaire nécessaire.

Les autres postures sont très nombreuses, mais peuvent être ramenées à une vingtaine. Elles ont pour but l'assouplissement de la colonne vertébrale, le renforcement des muscles qui la soutiennent, l'équilibre glandulaire, la tonification du système nerveux. Mais, pratiquées selon certaines directives, elles peuvent aussi devenir une excellente préparation à la méditation. Voici quelques-unes de ces directives pratiques [54] :

— écoute simultanée du déroulement du souffle et du mouvement : *être présent à chaque instant* de la posture (déroulement préparatoire ou immobilité),

— conscience de chaque partie du corps puis du *corps senti globalement*,

— laisser la *légèreté* remplir toute la posture,

— laisser le mental fusionner avec l'espace, puis laisser la respiration et les mouvements corporels se faire dans cette *conscience spatiale*,

— percevoir les différentes sortes de *sensations* engendrées par la posture : (chaleur, fraîcheur, étirement, compression, détente),

— se laisser imprégner par l'espace,

— percevoir la globalité transparente de la posture, et respirer aux dimensions de la pièce,

— arrêts prolongés entre les postures pour « écouter » ce qu'on vit ici-et-maintenant dans le miroir des *sensations tactiles* sans se laisser prendre au piège de la mémoire.

54. Inspirées de D. BOYES : *Techniques d'approfondissement du Yoga*, Epi, 1977, pp. 13 sv.

Poussées de façon intensive, comme dans le laya-yoga, les postures éveillent la *Kundalini,* cette énergie cosmique lovée à la base de la colonne vertébrale. Elles empêchent le *Prâna,* aspect vibratoire de l'énergie, de sortir du corps et assurent son égale distribution, sa libre circulation dans tout le corps.

Les qualités d'une posture de yoga sont les suivantes :

— *Etre à l'aise :* contrairement à l'opinion courante. Sans doute un apprentissage technique est-il nécessaire pour assouplir le corps, le débarrasser de ses contractures, mais ne confondons pas le moyen et le but. L'objectif n'est pas l'assouplissement corporel, mais *l'intégration à l'harmonie universelle* et finalement la création d'une attitude vigilante de *disponibilité* pour les étapes supérieures. On voit donc que la meilleure posture pour chacun est celle qu'il peut conserver dans l'immobilité prolongée.

— *L'immobilité* a pour but l'*apaisement du mental.* Depuis longtemps, les yogis se sont aperçus que rendre le corps immobile amenait le ralentissement des pensées et conduisait à l'unification. Cette immobilité doit être absolue jusqu'à éliminer les plus petits mouvements comme celui des yeux derrière les paupières closes. Elle ne doit pourtant pas provoquer de crispation. C'est cette immobilité qui distingue les postures de yoga des exercices physiques quels qu'ils soient.

— *Une durée assez longue.* La psychologie nous apprend l'interdépendance des attitudes corporelles et des états psychiques. Pour que l'attitude puisse influencer les états psychiques, une certaine durée est nécessaire.

— *Absence d'effort et d'esprit de compétition personnelle.* On ne recourt à aucun effort violent. Quand on perçoit des points de résistance à l'exécution d'une posture, on cherche la ligne de moindre résistance. On le voit, il y a là un affinement inappréciable de la connaissance du corps.

— *Contrôle du souffle.* Si la posture est immobile, elle

est animée par le souffle. Chaque posture engendre une façon particulière de respirer. L'adepte observe, comme le promeneur sur le bord de la mer observe le rythme des vagues, sans chercher à l'influencer. Il sent vers quelle région de son corps se dirige sa respiration.

Quel usage la tradition chrétienne fait-elle des postures corporelles ?

Le chrétien peut très bien reprendre à son compte des exercices destinés à favoriser la concentration, le recueillement intérieur, l'unification de son être pour *s'offrir à DIEU avec plus de vérité.* Le corps que Dieu lui a donné, pourquoi n'en ferait-il pas un instrument pour une meilleure louange du Créateur ?

C'est bien dans cette ligne que les Pères du désert pratiquaient les *« métanies »*, prosternations ou autres gestes que les moines accomplissaient pendant les offices ou dans la vie courante pour éveiller l'âme, « conférer l'humilité de l'esprit, la chaleur du cœur, l'ardeur de l'esprit, la ferveur des pensées[55] ». Leur importance ne saurait être minimisée dans la tradition syrienne : « Sans elles, l'office du frère est vulgaire, froid et languissant... Adonne-toi à ces choses avec toute ta force, ardemment et courageusement, afin que ton oblation soit acceptable devant Dieu[56]. » Elles consistent, par exemple, à se prosterner devant la croix, de tout son long, ou à s'incliner, les mains tombant vers la terre, ou encore à étendre les bras, à mettre le genou en terre de façon prolongée.

Dans la voie chrétienne, les métanies remises en valeur pourraient être l'équivalent des asanas, et c'est dans cet esprit que nous présenterons en IIe partie une recherche sur le geste. Mais il faut insister sur trois qualités primordiales :

55. P. DESEILLE, *L'Evangile au désert, des premiers moines à S. Bernard*, Cerf, p. 243.
56. *Ibidem.*

la justesse, la présence, l'intériorité. Et pour cela, la pratique des postures de yoga est une excellente pédagogie. Pratiquées de cette façon « juste », les métanies seraient une voie d'intériorisation plus efficace, peut-être, que les invocations des périodes ultérieures. Trop multipliées, celles-ci ont fini par s'user et l'on ressent aujourd'hui le besoin de revenir au geste. Son usage est tout à fait légitime pourvu que le but soit bien l'établissement d'une *relation d'amour* avec le Créateur et *non une recherche d'euphorie* sentimentale ou corporelle.

Dans la tradition chrétienne, saint Dominique nous offre un autre rapprochement possible. Dans sa prière, il aimait utiliser différentes postures : inclinations, prostrations, prière du regard, prière des mains, etc. Ses frères ont recueilli ses « neuf manières de prier »[57].

Les postures du yoga sont avant tout une *« voie de silence »*. La tradition chrétienne a toujours considéré le silence comme un moyen privilégié d'accès à la vérité et à l'union à Dieu. Saint Jean de la Croix, avec sa pénétration coutumière, rattache le silence aux profondeurs de la Trinité : « Le Père n'a dit qu'une parole : ce fut son Fils. Et il la dit toujours dans un silence sans fin : et c'est dans le silence qu'elle peut être entendue de l'âme[58]. »

4. Le contrôle de l'énergie (Pranayama)

Il ne faut pas confondre Pranayama et contrôle respiratoire. Pranayama, la quatrième étape du Raja-yoga, est le contrôle du Prana, l'énergie vitale qui entretient les activités du corps physique, l'énergie primordiale qui pénètre et soutient tout. Cette énergie complexe circule à travers les *chakras*, centres énergétiques répartis le long de la colonne

57. *Vie spir.*, janv. 1973, p. 70 et *Vie spir.*, nov. 1974, p. 883 sv. — *S. Dominique, la vie apostolique*, Cerf, 1965, pp. 93-102.

58. *Avis et Maximes*, 307.

vertébrale jusqu'au sommet de la tête, et reliés entre eux par des lignes de force appelées *nadis*. Etant donné le lien étroit entre prana et souffle respiratoire, maîtriser le prana sera surtout maîtriser le souffle.

Le principe est le suivant : la plupart des processus vitaux sont soutenus par la respiration. Or, celle-ci peut être soumise au contrôle de la volonté. Par l'intermédiaire de ce contrôle, on pourra donc soumettre à la conscience tous les automatismes et les courants d'énergie subtile étroitement liés au souffle respiratoire. Apprendre à maîtriser le souffle extérieur, c'est donc maîtriser les souffles vitaux plus profonds, permettre l'accès à des niveaux de conscience supérieurs, permettre à l'homme d'entretenir ses tendances supérieures.

Depuis très longtemps, les yogis ont fait l'expérience de la corrélation qui existe entre rythme respiratoire et états de conscience. Ils ont donc cherché à utiliser la respiration pour fixer la conscience en un seul point (*ekagrata*).

Les méthodes se transmettent de façon vivante. Ne se fier qu'aux indications d'un livre peut mener à des accidents parfois très graves. Ces forces, encore ignorées de la science moderne, sont puissantes. Il ne faut pas jouer avec elles. La préparation des degrés précédents est indispensable ainsi que la surveillance et les conseils d'un guide compétent. Par contre, la respiration profonde (qui n'affecte que les courants praniques) est sans danger. De même la respiration pratiquée alternativement par chaque narine : elle nettoie les canaux praniques et amène la tranquilité mentale.

Le véritable pranayama commence quand on retient le souffle entre l'inspir et l'expir : « L'interruption volontaire du jeu des inspirations et expirations est appelée pranayama[59]. » Le tronc est rempli d'air comme une jarre (d'où le nom de *kumbaka* pour cette apnée). La rétention

59. *Yoga-sutras*, II, 49.

de souffle confère au yogi ses fameux « pouvoirs » (dont il ne doit pas chercher à faire usage) et éveille la *Kundalini*.

On commence par prendre conscience du rythme respiratoire. On sent l'air entrer dans les narines et dans le reste du corps, le plus profondément possible. Progressivement, on ralentit le rythme et l'on accroît la pause intermédiaire entre l'inspir et l'expir ou la pause entre expir et inspir. On ne peut entrer ici dans le détail. Signalons plutôt la prudence nécessaire quant aux durées pratiquées.

Plus simplement, on peut se fixer mentalement dans la région du cœur et sentir sur l'inspir un rayonnement intérieur, comme si l'air se répandait à travers tout le corps, jusqu'aux moindres cellules.

Les résultats de ces pratiques bien conduites sont les suivants : repos plus profond que le sommeil, calme de la pensée, sérénité dans le comportement, amélioration du caractère, et même... changement dans l'expression du visage et amélioration du timbre de voix.

Utilisation de la respiration dans la tradition chrétienne

Une divergence fondamentale doit d'abord être signalée : pour le yogi, le pranayama est un processus centré sur soi-même. En christianisme, le processus est ouvert. Si l'on utilise le souffle, c'est au bénéfice d'une prière qui monte vers un Autre, vers Dieu.

La tradition du monachisme oriental (hésychasme byzantin) qui s'est transmise jusqu'à nos jours utilise le souffle comme support d'une prière courte indéfiniment répétée.

Les hindous répètent sur le souffle le mot « AUM » ou le verset sacré : « Nous méditons sur la glorieuse âme de cet Etre qui a créé notre Univers. Puisse-t-il éclairer notre esprit ! » Le chrétien pourra prononcer simplement le nom de *Jésus* (*Jé* pendant la rétention poumons pleins, *sus* pendant l'expiration) [60].

60. Voir 2e partie qui développera la prière sur le rythme respiratoire.

Saint Ignace de Loyola utilise le souffle comme support de prière[61] ; entre chaque respiration, on prononce un seul mot d'une prière comme le Notre Père, en concentrant le regard sur ce mot ou sur la personne à qui s'adresse la prière.

5. Le retrait des sens (Pratyahara)

Cette dernière étape de l'ascèse psycho-physiologique fait transition vers la méditation. Pour entrer dans la plénitude de la Réalité (*samadhi*), le mental doit être amené au silence par deux opérations successives :

— déconnection des perceptions sensorielles (*pratyahara*),

— coupure d'avec les enchaînements d'images et d'idées (*dharana* et *dhyana*).

Examinons le contenu de notre mental à un moment où nous ne faisons pas d'effort particulier. Il y a en nous : a) des souvenirs, des expériences passées, b) des projections dans le futur, anticipations de l'avenir, c) des impressions fluctuantes en provenance du monde extérieur par les organes des sens. C'est cette dernière catégorie que Pratyahara se propose d'éliminer, laissant aux deux étapes suivantes le soin d'éliminer les deux premières.

Il s'agit donc de retirer les sens des objets extérieurs, comme la tortue rentre sa tête et ses pattes sous sa carapace, selon l'image employée par la Bhagavad-Gita. L'esprit retrouve sa fonction dirigeante par rapport aux sens et peut, quand il le désire, leur commander de s'abstraire du monde phénoménal. Les sens « imitent » l'esprit, obéissant à ses injonctions, comme les abeilles suivent docilement les allées et venues de la reine-abeille.

Alors que l'homme ordinaire est gouverné par ses sens qui produisent en lui un état d'agitation, de dispersion,

61. *Exercices spirituels*, nn. 258-260.

d'éparpillement, le yoga combat cette tendance naturelle à l'extraversion. Il le libère de l'emprise du monde extérieur, lui rend l'autonomie par rapport aux stimuli sensoriels et aux sollicitations extérieures, le rendant ainsi apte à la méditation. Ce point est particulièrement important en une époque où les mass-média et la publicité envahissante nous happent sans cesse vers le dehors, nous réduisant pour ainsi dire en esclavage.

Quels sont les moyens utilisés pour mettre les sens sous le parfait contrôle de l'esprit ?

— les asanas et les pranayamas (pratique de l'instant présent),

— fixation du regard sur le front ou le bout du nez, sans cligner,

— répétition de la syllabe AUM,

— concentration de l'attention sur le point d'où naissent et se disssolvent l'inspir et l'expir de chaque respiration,

— représentation mentale d'un geste inversé : par exemple le mouvement du plongeur dans le sens inverse de la réalité,

— la relaxation mentale,

— enfin l'exercice classique appelé « trataak » : on fixe, sans cligner, un endroit du corps ou un point extérieur, sans crispation, de manière gratuite. On peut procéder de la même manière avec d'autres sens que la vue : écoute gratuite des sons, etc.

Autant de moyens efficaces de « lutter contre les distractions » et de se préparer à la véritable concentration.

Rapprochements et divergences

Dans cette étape, un écran est mis entre le monde extérieur et le mental. A première vue, on pourrait voir un rapprochement possible avec le détachement exigé par Jésus : « Quiconque ne renonce pas à tous ses biens ne peut être mon disciple » (Lc 14, 27). « Quand tu veux prier, retire-toi dans ta chambre, ferme sur toi la porte... »

(Mt 6, 6). Le chrétien sait que « la figure de ce monde passe » et que « s'il use de ce monde, il doit vivre comme n'en usant pas véritablement » (1 Co 7, 31). L'analogie reste superficielle, car le renoncement chrétien a un caractère d'offrande spirituelle et d'oblation au Créateur. Ce à quoi je renonce est un don du Seigneur, une valeur véritable qui vient de lui, et que je lui offre en hommage de mon amour. Les choses auxquelles renonce le yogi sont des non-valeurs, illusions dont il ne peut que se détourner purement et simplement.

Ceci dit, on peut trouver un rapprochement avec l'oraison active de recueillement proposée aux débutants par Thérèse d'Avila :

« Celles d'entre vous qui prennent l'habitude de ne rien regarder au dehors ni de rester là où les sens extérieurs trouvent un élément de distractions, suivront, elles peuvent m'en croire, une voie excellente ; elles arriveront sûrement à boire à la source d'eau vive[62]. » On le voit, dans la perspective de la grande mystique espagnole, le retrait des sens n'a d'autre but que de favoriser l'intimité vivante avec le Maître divin. Les facultés ne se retirent au centre de l'âme que parce que Dieu y habite comme dans son Temple[63].

Dans le yoga, l'évacuation des impressions sensorielles a pour but l'atténuation puis la disparition de la conscience personnelle et de la personne même. Pour un chrétien, la « garde des sens » n'a pas pour but de vider l'esprit purement et simplement, mais de le préparer à l'envahissement de la Divine Présence. La conscience reste claire et dirigée vers le Suprême Interlocuteur.

Voici en quels termes Thérèse d'Avila parle de l'« oraison de recueillement » : « L'âme y recueille toutes ses puissances et rentre au-dedans d'elle-même *avec son Dieu.* » « Elle

62. *Chemin de la perfection*, ch. XXX.

63. Voir Père MARIE-EUGÈNE, *Je veux voir Dieu*, Ed. du Carmel, 1956, pp. 182-195.

ressemble à celui qui se réfugie dans une place forte pour n'avoir plus à redouter les attaques de l'ennemi. » Il s'agit « de retirer les sens de ces choses extérieures et si bien s'en écarter qu'à notre insu, nous fermons les yeux pour ne pas les voir » (*Chemin*, XXVIII, 6). Ce mouvement de l'âme rentrant en elle-même peut se faire n'importe où, mais au début, on pourra le favoriser par la recherche de la solitude et du silence : « L'habitude du silence est une grande chose pour l'oraison » (*Chemin*, IV, 9), car Dieu peut alors être trouvé au fond de l'âme et celle-ci peut être « seule à seul avec Dieu » (*Vie*, 11, 12).

Deux points à noter :

— le retrait des fonctions sensorielles est finalisé par l'éveil des facultés spirituelles : « les yeux de l'âme acquièrent plus d'acuité » (*Chemin*, XXVIII, 6).

— C'est un recueillement actif qu'il faut distinguer du recueillement passif où Dieu opère cette absorption de l'âme au-dedans d'elle-même[64]. Curieusement, Thérèse utilise ici la même image que la Bhagavad-Gita : celle de la tortue qui se recroqueville.

64. *Livre des Demeures*, IV, 3, 3.

III

LE YOGA CLASSIQUE
LES ÉTAPES CENTRALES

O Toi, l'Au-delà de tout,
Quel autre nom a-t-on le droit de te donner ?

SAINT GRÉGOIRE de NAZIANZE

Je ne te connaissais pas, Toi, mon Seigneur,
Parce que je voulais encore savoir
et goûter les choses.

SAINT JEAN de la CROIX

1. LA CONCENTRATION MENTALE : DHARANA

Les étapes précédentes ne sont que préparation au yoga proprement dit. *Yama* et *Niyama* ont éliminé les dérangements causés par les désirs incontrôlés et les préoccupations matérielles. *Asana* et *Pranayama* ont enlevé les obstacles provenant du corps et d'une mauvaise régulation des énergies vitales. Enfin *Pratyahara* a éliminé les dérangements en provenance du monde phénoménal. L'adepte est prêt pour s'appliquer aux étapes essentielles réunies sous le nom de *samyama* (maîtrise) : trois temps psychologiques successifs qui réduisent progressivement à l'unité le sujet qui médite et l'objet de sa méditation :

— la concentration mentale ou recueillement de la pensée *(dharana)*,

— la méditation ou contemplation (*dhyana*),

— l'identification, la communion pleine à l'être des choses, avec disparition de la conscience de soi (*samadhi*).

Notons un certain flottement du vocabulaire français : le terme de « méditation » pouvant couvrir les trois étapes. Il faut aussi éliminer toute référence à la méditation au sens occidental qui est, par son aspect discursif, tout à l'opposé de ce dont il est question ici : non *pas une activité pour découvrir une vérité,* mais pour *se découvrir soi-même.* Au sens oriental du mot, la méditation est le développement de la conscience totale de l'homme. Il s'agit de *se rendre transparent pour atteindre l'être.*

« Maintenir la pensée dans une aire mentale limitée, c'est ce qu'on appelle Concentration (*dharana*)[65]. » La conscience yogique fonctionne au moyen de véhicules subtils et à des niveaux profonds. C'est pourquoi le mental doit d'abord être amené à un état de parfaite immobilité. C'est le but des deux étapes qui précèdent le *samadhi.* Dans la première de ces étapes, une certaine mobilité est possible à l'intérieur d'une aire mentale définie par l'objet sur lequel on se concentre : on peut considérer les divers aspects de l'objet, tour à tour. Peu à peu, l'on devient capable de resserrer le champ de l'attention, et l'on arrive à la fixation parfaite en un point (*ekagrata*). Au fur et à mesure qu'augmentent le degré d'éveil et le pouvoir d'attention, les impressions vagues et floues font place à des images mentales très nettes, comme des rayons lumineux qui, à

65. *Yoga-sutras,* III, 1.

travers une lentille optique, se concentrent en un même point : le foyer.

En *dharana* (de la racine : « tenir serré ») l'esprit se rassemble sur un seul point organique ou psychologique. L'attention est soutenue sans défaillance sur un objet, à l'exclusion de tout autre. Ramana Maharshi emploie cette image : pour éviter que l'éléphant ne se serve de sa trompe pour tout saccager sur son passage, on lui met dessus une lourde chaîne. Tandis qu'il s'amuse avec elle, les dégâts sont limités. Pour réduire l'agitation désordonnée des pensées, on va donner au mental un objet, sur lequel il puisse se fixer. L'objet choisi importe peu : pointe du nez ou de la langue, lumière dans le crâne, lotus du cœur, nombril, image matérielle ou imaginaire (comme la braise ou le feu) ou des objets plus subtils : image d'une divinité, sujets métaphysiques. On peut aussi dessiner mentalement un « *mandala* » (forme géométrique complexe) ou utiliser le *pranava* OM. Pour les hindous, cette vibration (*mantra*) est une sorte de sacrement qui introduit en eux la divinité : c'est une communion à Dieu par le souffle et le son.

Enfin, il y a la concentration sur les *chakras*, très importante :

— sur *ajna-chakra*, centre situé entre les yeux, concentration qui donne un grand pouvoir de discernement,

— sur *anahata-chakra*, centre situé au creux du sternum (cœur), concentration qui introduit à l'amour universel,

— sur *manipura-chakra*, centre situé dans la région ombilicale[66].

Des études instrumentales, conduites scientifiquement, sont en cours qui vérifient le bien-fondé de ces expériences empiriques basées sur une construction anatomique du corps fort différente de la nôtre[67].

66. Nils DAUM, *Yoga et destin de l'homme*, pp. 65-66.

67. Dr Thérèse BROSSE, *Etudes instrumentales des techniques du yoga*, Adrien-Maisonneuve, 1963.

Cette discipline du yoga peut développer un état favorable à une expérience intérieure. Elle nous met en état de disponibilité, pour recevoir ce que Dieu veut nous donner. Mais nous ne pouvons par ces méthodes contraindre Dieu à la Rencontre. La contemplation est un don purement gratuit de la Grâce divine et aucune technique humaine ne peut la provoquer. Plus on est contemplatif, plus on réalise que c'est Dieu qui se révèle. Tant que nous ne sommes pas mis par Dieu dans l'état de recueillement passif, il nous faut produire dans la fine pointe de l'âme des actes de foi, d'espérance et de charité, jeter sur l'étincelle fragile de l'amour « de petites brindilles », comme dit sainte Thérèse d'Avila, de sobres paroles d'amour pour entretenir la flamme[68]. Celui qui prétendrait parvenir par ses propres forces à la contemplation mystique ressemblerait « à un crapaud qui voudrait s'envoler de lui-même » (*Vie*, ch. 22, p. 229). Utile rappel à l'humilité. « Je crois avoir lu que le hérisson ou la tortue rentrent en eux-mêmes. Toutefois ces animaux rentrent quand ils veulent, tandis que ce recueillement ne s'obtient pas à volonté, mais lorsque Dieu veut nous accorder cette grâce[69] » (*Demeures*, 4, 3, 3).

L'expérience du vide n'est que la conséquence de l'excessive plénitude de la réalité contemplée. Pour Jean de la Croix, « plus la lumière surnaturelle est pure et éblouissante, plus l'âme est dans les ténèbres ». Le désir se porte sur quelque chose de tellement incompréhensible et insaisissable qu'il peut être dit le désir de « rien ». Les bras de l'homme sont trop petits pour étreindre la réalité proposée. Ses yeux ne sont pas faits pour voir le soleil en face. S'il le fixe, il ne voit plus rien. Le philosophe peut comprendre ces choses, mais pour le contemplatif chrétien, la note d'amour est essentielle : pour lui, « le vide est amour pur,

68. *Vie*, trad. P. GRÉGOIRE, Seuil, 1949, p. 150.

69. P. Emmanuel RENAULT, La manière d'oraison thérésienne, *Rev. Hist. Spiritualité*, 1975, p. 9, a d'excellentes notations sur ce sujet.

liberté pure, un amour libre de tout, déterminé par rien, retenu par aucune relation particulière. C'est l'amour pour lui-même [70]. »

2. LA MÉDITATION : DHYANA

Dans cette étape, le flux mental n'est plus interrompu par les distractions. C'est la seule différence avec l'étape précédente. « Un courant ininterrompu (du mental) vers l'objet (choisi pour la méditation) est *Dhyana* » (Y.S., III, 3). La pensée coule d'un flot continu comme l'huile coulant d'une jarre, ou comme une rivière tranquille coulant entre ses rives. Le recueillement s'approfondit, la concentration et l'emprise sur le mental s'accentuent.

Le terme de « méditation » ne rend pas bien le contenu de *Dhyana*, car dans le contexte occidental, il évoque une activité mentale discursive, nécessaire aux débutants et qu'il faut ensuite abandonner. Le terme de « contemplation » correspondrait mieux [71].

Du côté chrétien, les mystiques du Carmel, entre autres, ont décrit les étapes de l'union à Dieu en termes de contemplation où ils mettent en valeur l'initiative divine et la passivité de l'âme [72]. Pour Jean de la Croix, la contemplation est une attention générale, obscure et amoureuse à Dieu. Elle est suprême activité de l'âme et en même temps passivité sous la motion de l'Esprit-Saint. Pour s'y disposer,

70. Thomas MERTON, *Les voies de la vraie prière*, Cerf, 1970, p. 119.

71. S. JEAN de la CROIX a décrit avec précision les signes qui permettent de passer avec sûreté de la « méditation » à la « contemplation » : impossibilité de méditer, dégoût de tout le créé, sollicitude à l'égard de Dieu. Voir un bon exposé dans Louis GUILLET, o.c.d., *Introduction à saint Jean de la Croix*, Mame, 1971, II, ch. 4.

72. Alors que pour le yoga, « c'est l'effort poussé à l'extrême, l'agression, le sentiment de ne rien devoir qu'à soi-même », Jean VARENNE, *Le yoga et la tradition hindoue*, Ed. Retz, 1973, p. 160.

l'âme doit « apprendre à demeurer avec attention et un regard amoureux en Dieu, en cette quiétude, sans se soucier de l'imagination ni de ses opérations, attendu que ses puissances se reposent et n'opèrent point activement mais *passivement, recevant* ce que Dieu opère en elles [73]. »

3. L'IDENTIFICATION : SAMADHI

Comme il existe un travail inconscient de l'esprit, en-dessous du niveau de la conscience, il existe aussi un travail qui dépasse le plan de la conscience, hors de tout sentiment du « je ». C'est un état de supraconscience dont il est très difficile de rendre compte par des mots. C'est l'étape ultime et centrale du Raja-yoga : « Quand seul l'objet médité resplendit dans la conscience qui semble vidée de sa forme propre, c'est le *Samadhi* » (Y.S., III, 3).

Une comparaison peut servir d'approche : « Un grand musicien est capable de créer ses meilleures productions quand *il se perd lui-même* dans son travail. Un inventeur résout ses plus grands problèmes quand *il n'est pas conscient* de résoudre ses problèmes. C'est à ces moments-là qu'ils obtiennent leurs inspirations et entrent en contact avec ce qu'ils cherchent, pourvu, naturellement, qu'ils aient maîtrisé la technique et que leur mental soit pleinement concentré [74]. » C'est dans ces moments où la conscience réflexive disparaît que s'ouvrent pour eux la porte d'un monde nouveau. De même le méditant passe au Samadhi quand il franchit le seuil du dépassement de la conscience du moi. Il saisit l'objet de façon directe, immédiate, sans intermédiaire de catégories. Alors s'ouvre pour lui un monde nouveau : celui du *réel vécu dans toute sa plénitude,* celui d'une *communion pleine et entière à l'Etre des choses.*

73. *Montée du Carmel,* L. II, ch. 12.
74. TAIMNI, *La science du yoga,* Adyar, 1974, p. 265.

Dans cet état, il y a perte de l'identité individuelle, coïncidence entre connaissant, acte de connaître et objet connu, abolition de la dualité sujet-objet, disparition de toute séparation entre le « je » et le « cela ». Le sujet psychologique vidé de lui-même appréhende l'objet « tel qu'il est », le pénètre jusque dans son essence. C'est comme une connaissance par assimilation, par identification. Plutôt qu'une connaissance, c'est un état spécifique du yoga qui aboutit à la révélation du soi, à la pénétration au cœur du réel. Ce n'est plus une « expérience », car les liens avec le monde n'existent plus, mais une « révélation ».

L'étymologie est éclairante : *sam* (perfection), *a* (vers le dedans), *dha* (mettre en place). Dans le *Samadhi*, les éléments de la personnalité sont mis en place, stabilisés parfaitement vers l'intérieur [74 bis]. C'est l'« apogée du recueillement » (P. Masson-Oursel), ou l'« *entase* » [75]. Par ce néologisme, Mircea Eliade distingue bien le *Samadhi* des yogins des extases des mystiques monothéistes.

On distingue deux sortes de samadhis. Dans le *samadhi avec support*, l'esprit se fixe sur un objet, et conserve une certaine conscience d'être dans le samadhi. Dans cet état, l'esprit parvient à une maîtrise absolue du corps et du monde extérieur. C'est l'apparition des pouvoirs merveilleux (se rendre léger, invisible, etc.). Mais l'adepte ne doit pas s'y laisser prendre, de peur de compromettre à jamais son progrès. Dans le *Samadhi suprême, sans support*, l'objet est l'esprit qui habite dans sa propre substance. Le but final du yoga est atteint : cessation de l'emprise du manifesté, libération de l'essence de l'homme, l'âme individuelle *(jivâtman)* réalise son unité avec l'âme cosmique

74 bis. Autre étymologie possible : *sam* : avec, ensemble, le même, comme en grec (*sym*) et en anglais (*same*), marquerait l'identification sujet-objet.

75. Mircea ELIADE, *Histoire des croyances et idées religieuses*, Payot, 1978, II, 72.

(*Brahman*). Comme une personne qui se dirige sans difficultés vers la demeure de son ami, le yogin rejoint de plus en plus directement l'essence de son être. C'est l'état de solitude absolue (*kaivalya*), « l'établissement de la conscience suprême dans son propre soi » (Y.S., IV, 34).

Le délivré vivant

Celui qui atteint ce sommet est libéré de tout désir, n'est plus affecté par rien. Sa conscience n'est plus restreinte au moi individuel. Il jouit d'« une conscience-témoin qui est lucidité et spontanéité pures [76] ». Il vit dans une vacuité totale qui n'est pas vide absolu car paradoxalement ce vide est *rempli* à satiété par l'intuition totale de l'être, selon la loi de la coïncidence des contraires, bien souvent vérifiée dans les états « mystiques ». L'état de Samadhi transcende les contraires : mort à la condition humaine qui permet une renaissance à un mode d'être transcendant dont la plénitude vient du recouvrement de la non-dualité initiale, celle qui préexistait avant la séparation du réel en objet-sujet : « Le délivré-vivant recouvre la situation originaire enrichie des dimensions de la liberté et de la transcendance... conscience de la liberté... qui n'existe que chez l'Etre absolu (Brahman) [77]. »

4. Contrastes et convergences

Au terme de cette rapide confrontation des disciplines du yoga classique et de l'expérience chrétienne, rassemblons quelques réflexions plus synthétiques qui sont loin d'être exhaustives.

76. M. Eliade, *Le yoga, immortalité et liberté*, Payot, 1954, p. 359.
77. M. Eliade, *Histoire des croyances et idées religieuses*, Payot, 1978, II, 72.

Sortie de soi comme voie d'union à Dieu

Le thème de la « sortie de soi » est commun à la mystique hindoue et à la mystique chrétienne, mais l'expérience sous-jacente est différente. Pour l'Inde, sortie de soi signifie dépassement de la « personne » perçue comme limitation. L'âme individuelle aspire à se fondre dans l'Unité primordiale jusqu'à extinction de soi dans le Brahman. En christianisme, le renoncement à soi est *de l'ordre de l'amour* : « Je sortis criant et tu étais parti » chante l'Epouse du Cantique. « L'âme sort de soi-même par oubli et délaissement de soi, ce qui se fait en amour de Dieu[78]. » Dieu initie l'âme aux voies de l'amour en la désappropriant de tout. Il la dépouille des joies sensibles. Il ne veut pas qu'elle s'attarde au souvenir heureux des étapes passées, mais qu'elle avance dans la foi, dans l'instant présent, et qu'elle s'élance à l'aventure vers l'inconnu :

> « Pour venir vers ce que vous ne savez pas,
> Allez par où vous ne savez pas.
>
> Pour venir à ce que vous ne possédez pas,
> Allez par où vous ne possédez pas.
>
> Quand vous vous arrêtez en quelque chose,
> Vous ne vous jetez pas au Tout.
>
> (*Montée du Carmel*, I, 13)

Dans l'abandon et la confiance, l'âme se laisse guider à travers le désert qu'est la » ténèbre divine », à travers cette nuit où Dieu se dérobe à elle de manière sensible, *afin qu'il soit aimé pour lui-même et non pour le plaisir qu'il lui procure.* L'âme doit sans cesse se décentrer d'elle-même pour se centrer sur Lui, préférer sa volonté à la sienne, même si elle n'a aucune saveur. L'âme doit *sortir de sa maison, sa volonté propre.*

Il n'y a pas de commune mesure entre Dieu et l'homme, affirme Jean de la Croix. Aussi l'âme ne peut

78. JEAN de la CROIX, *Cantique Spirituel*, I, 5.

rencontrer Dieu et recevoir son Don gratuit qu'au terme d'un lâcher-prise, d'une sortie de soi, d'une excentration. D'où ces souffrances décrites dans la « *Vive Flamme* » où l'approche de l'abîme de Dieu est ressentie comme un « vide des cavernes immenses ». Ce vide n'est pas d'abord cessation des mouvements du mental, mais *détachement de soi-même*, pour que Dieu personnel et transcendant puisse venir en l'âme. La croix est au centre des purifications passives : « L'âme qui désire la Sagesse désire premièrement entrer dans l'épaisseur de la Croix qui est le chemin de la vie » (*Cant. Spir.* str. 36, v. 5). Une purification radicale est nécessaire, celle de l'égoïsme. Sans cesse, il faut faire éclater ce mouvement qui rapporte tout à nous-mêmes pour nous référer à Dieu, nous vider de nous-mêmes pour laisser Dieu s'emparer de nous. La sortie de soi est essentiellement dépossession, désappropriation de nous-mêmes pour nous laisser entraîner dans la voie d'amour. « Le vide du yoga s'expérimentait en une plénitude qui était là de tout temps, au plan de l'être. Le « rien », *nada*, de Jean de la Croix ne se situe pas sur ce plan ontologique naturel. Il est la voie requise pour l'union de conformité de la volonté humaine à la volonté divine [79]... »

Dans cette union, la personne humaine trouve sa réalisation plénière. Au stade suprême où l'âme est transformée en Dieu, « divine par participation », elle exerce son activité de connaissance et d'amour au sein de la Trinité : « tous les mouvements d'une telle âme sont divins. Et, bien qu'ils soient de Dieu, ils sont d'elle aussi, parce que Dieu les fait en elle et avec elle... » (*Vive Flamme*, I, 3).

En christianisme, la connaissance mystique s'appuie sur une conception de la « personne », mais l'Inde spirituelle rappellera utilement aux chrétiens que cette conception ne doit pas être durcie. En croyant exalter la personne, l'homme ne peut que la perdre, car il la confond parfois

79. Louis GARDET, *La mystique*, « Que sais-je » P.U.F., 1970, p. 81.

avec son ego, provoquant ainsi une inflation du moi. C'est ce que remarque finement Marie Madeleine Davy[80] : « Le plus grand obstacle à la méditation réside dans l'importance donnée en Occident à la personne, dans la mesure où elle est confondue avec le « moi » (p. 144). Par ailleurs, « l'avantage de l'Oriental sur l'Occidental est de pouvoir se dégager naturellement de l'omniprésence de sa propre personne » (p. 66). Ce n'est qu'alors qu'une prière de silence pur et absolu peut exister.

Éveil à soi, éveil à Dieu

Après cette nécessaire mise au point, notons d'intéressantes convergences. Le yoga, dans ses niveaux les plus élevés, apprend à l'homme à se découvrir comme simplement étant, à réaliser sa pure conscience d'être, au-delà de toute pensée particulière, hors de tout conditionnement du temps. Là est le réel (*sat*), le *Soi*. Henri Le Saux voit, dans cet état, une disponibilité à « l'expérience de Dieu la plus pure, au-delà de toute notion de Dieu... L'Absolu lui-même a été touché dans cette expérience de l'absolu du *Soi*, du *Je*, de la conscience pure. Mais dans cette expérience même, tout a été brûlé de Dieu et de soi. L'ombre a fait place à la vérité ; on réalise enfin *ce culte en esprit et en vérité* dont Jésus vint sur terre rappeler le primat. S'éveillant à soi, l'homme s'est éveillé à Dieu. S'éveillant à Dieu, il s'est éveillé à soi, au-delà de Dieu et de soi, pourrait-on dire, dans ce silence éternel que le chrétien appelle le mystère du Père, là où conduit l'Esprit[81]... »

Prière de silence contemplatif

Le yoga est essentiellement un lâcher-prise de toute tension et activité du corps et de l'esprit. Lâcher-prise qui

80. *Un itinéraire à la découverte de l'intériorité*, Epi, 1977.
81. H. Le Saux, *Les yeux de lumière, Ecrits spirituels*, Centurion, 1979, pp. 35-36.

aboutit à l'arrêt total des vagues du mental, à un silence profond de l'esprit qui « refuse tout essai de nommer Celui qu'il devine en face de soi, tout essai aussi bien, de s'exprimer soi-même, fût-ce par le *Je* le plus évanescent, pour adorer, rendre grâces, solliciter faveur quelconque. Plus encore qu'un refus, c'est une incapacité comme essentielle d'exprimer de quelque manière cette Présence qui le dépasse et qui le plonge en ses abîmes primordiaux. Le mystère seul est alors perçu dans cette incapacité totale de représentation où le percevant a perdu même conscience qu'il perçoit [82]. »

Cette prière du silence ne rejoint-elle pas l'idéal de l'oraison chrétienne contemplative, tel qu'on peut déjà l'entrevoir dans les Psaumes : « Ta louange, c'est le silence » (Ps. 64), ou dans l'*Hymne à Dieu* de Saint Grégoire de Nazianze :

> « O Toi, l'Au-delà de Tout !
> Quel autre nom a-t-on le droit de te donner ?
> Aucun mot ne T'exprime,
> Toi le seul qu'on ne peut nommer. »

Dans les Œuvres de Maître Eckhart, mystique rhénan du XIVe siècle, on trouve l'expérience d'une saisie ineffable de la nature profonde de l'homme, une expérience d'union au Tout-Autre, dans un retour au « Fond secret » de l'âme : « Celui qui découvre ce Fond secret a compris sur quoi repose la Béatitude. » « Qu'une telle expérience de totale non-dualité par rétorsion de soi sur soi, jusqu'au Fond secret qui « ne connaît pas et n'aime pas » ait pu colorer un spirituel de chrétienté et dans le climat de la grâce chrétienne prouve, s'il en était besoin, combien l'expérience indienne du Soi reste connaturelle à l'âme comme esprit », note Louis Gardet [83]. Le Maître de Cologne insiste

82. H. Le Saux, *ibid.*, p. 43.
83. *La mystique...*, p. 71.

sur le silence qui permet à Dieu d'agir : « La manière la meilleure et la plus noble à laquelle nous puissions arriver à ce travail et à cette vie est de garder le silence et de laisser Dieu travailler et parler. »

Le Carmel a toujours aimé se rattacher à l'expérience d'Elie, le Prophète, dont la devise était : « Il est Vivant, Yahveh devant qui je me tiens » (1 R 17, 1) et qui l'entendit se révéler, non plus dans les signes bruyants de l'ouragan et du tonnerre comme au temps de Moïse, mais dans le doux murmure d'une brise légère, à l'entrée de la grotte où il se cachait (1 R 19, 13).

Héritier de l'esprit d'Elie, Jean de la Croix enseigne que, dans la montée vers Dieu, *tout signe doit être dépassé et disparaître.* L'âme va vers Dieu « au sein d'une nuit obscure », dans l'abandon de tous ses appuis :

« En cette nuit bénie,
En secret — car nul ne me voyait,
Ni moi, je ne voyais rien —
Sans autre lueur ni guide
Que celle qui brûlait en mon cœur. »

(Poème « *La nuit obscure* », str. 3)

Présence cosmique

Autre convergence : le sens de la Présence de Dieu dans le monde. L'Inde a toujours été attirée par la contemplation de la Présence antérieure à toute distinction entre sacré et profane. Elle nous apprend à reconnaître le mystère total de la Présence de Dieu. Quand l'âme pénètre au centre le plus intérieur d'elle-même, « il n'est plus ni *dedans* ni *dehors*, mais seul l'océan incirconscrit du Mystère unique, partout présent, partout en Soi, brillant en tout de sa propre et infinie lumière... Cette expérience de la Présence au-delà de tout nom permettra de reconnaître la Présence partout, en chaque être comme en chaque événement. Et cela aussi sera un don de l'Inde à la prière chrétienne[84]. »

84. H. LE SAUX, *ibid.*, pp. 47-48.

Un don qui nous rappellera utilement quelque chose qui est dans notre propre tradition, mais qui a été parfois minimisé : la révélation de Dieu dans l'histoire ne doit pas faire oublier sa révélation cosmique, la révélation de sa Présence dans l'univers.

C'est à travers la communion avec Frère Soleil, Sœur Lune et les Etoiles, que François d'Assise rencontre le sacré. Dans le *Cantique Spirituel* (str. 4 et 5), saint Jean de la Croix chante dans les créatures « les traces du pas de Dieu » :

« O forêts, sombres bosquets
Qui fûtes plantés par la main de l'Ami,
Pâturages verdoyants, ô pré de fleurs émaillé,
Dites-moi s'Il passa au milieu de vous.

En répandant mille grâces,
Il a passé par ces bois en grande hâte.
Posant sur eux son regard, d'un reflet de son visage,
Il les laissa tout revêtus de beauté. »

Commentant son propre poème, le Docteur mystique écrit : « En ce cantique, l'âme commence, par la considération et la connaissance des créatures, de s'acheminer à la connaissance de son Bien-Aimé qui est leur Créateur. Après l'exercice de la connaissance de soi-même, cette considération des créatures est, en effet, la première en ordre en ce chemin spirituel pour connaître Dieu, considérant en elles Sa grandeur et son Excellence » (4e str. exposition).

Arrivée au sommet de l'union, l'âme voit les créatures en leur jaillissement originel ; elle les découvre dans la source où, comme elle, elles « s'abreuvent » : « elle les voit en Lui avec leur force, leur racine et leur vigueur ; toutefois, elle connaît tellement que Dieu est toutes ces choses en son être avec une éminence infinie, qu'elle les connaît mieux en l'Etre de Dieu qu'en elles-mêmes » (*Vive Flamme*, str. 4, v.2).

Discernement nécessaire

Finalement, un effort de discernement s'impose au chrétien qui veut entrer dans la voie du yoga. La démarche peut se ramener à trois attitudes :

— examen des *contrastes*, voire des oppositions. Ceci évitera de tomber dans l'illusion d'un concordisme superficiel ;

— examen des *convergences* : rechercher ce qui est préparation chrétienne ou même foncièrement chrétien. Ce sera un utile rappel, surtout si, comme il arrive parfois, ces « valeurs » sont actuellement négligées chez les chrétiens. Ceci écarte le préjugé d'exclusivisme.

La connaissance des contrastes permet de garder l'*identité* chrétienne. Celle des convergences ouvre le christianisme à l'*universalité* « catholique ».

— Dans un troisième « temps », on cherche à *intégrer et à unir*, à « assumer ».

Il y a lieu également, selon Suzanne Siauve, de « dissocier le Yoga comme pure méthode, de son arrière-plan doctrinal »[85].

Dans cet esprit, le chrétien pourra utilement bénéficier de l'apport de l'Inde spirituelle. Plus qu'une tolérance, c'est une recommandation du dernier Concile Œcuménique : « Les Instituts religieux examineront comment les traditions ascétiques et contemplatives dont les germes ont parfois été répandus par Dieu dans les civilisations antiques, avant la prédication de l'Evangile, peuvent être *assumées* dans la vie religieuse chrétienne[86]. »

Les disciplines du yoga aideront le chrétien à faire silence en lui pour être plus disponible à l'action de l'Esprit. Il est possible que ce silence, cette incapacité à ne plus pouvoir nommer Dieu, soit pour certains source de trouble. Ils auront l'impression que Dieu leur échappe. Qu'ils se

85. Revue *Axes*, février 1972, p. 49.
86. Vat. II, *Décret sur l'activité missionnaire*, n° 18.

demandent alors si ce trouble n'est pas une manifestation de la *peur de s'échapper à eux-mêmes.*

Un exemple éminent de ce discernement en attitude d'ouverture et de dialogue nous est donné par Henri Le Saux, ce moine chrétien qui, ayant partagé l'existence des sannyâsis et connu l'existence de sadhou itinérant, a été plus loin que tout autre dans l'expérience vivante des voies spirituelles de l'Inde.

Son jugement est lucide et équilibré : « Le spirituel a-t-il le droit de rechercher le vide pour lui-même, au moyen de ces exercices... qui constituent les étapes supérieures du yoga ? Le yoga, en effet, comporte des risques indéniables, par exemple, le naufrage de l'esprit dans une sorte de conscience cosmique et le déchaînement du subconscient, ou bien encore, une inflation monstrueuse de l'ego. Mais ce sont des risques inhérents à toute technique psychique conduite imprudemment. En soi, il semble bien que seul un yoga clos... serait en contradiction formelle avec le christianisme... Si le centre de l'être qui est atteint dans l'expérience yoguique ou védantine ne se clôt pas sur lui-même par un refus volontaire de se dépasser, il y a tout lieu de penser que cette atteinte et réalisation intérieure représente la plus haute réceptivité de l'homme à l'œuvre ultérieure et infiniment supérieure de l'Esprit [87]. »

L'œuvre de l'esprit

Le Pape Paul VI s'est rendu en Inde dès le début de son pontificat « pour connaître de plus près un peuple immense qu'il estime beaucoup pour son profond sens religieux ». « Rarement, a-t-il poursuivi en s'adressant aux Indiens, cette attente de Dieu a été exprimée avec des paroles aussi pleines de l'esprit de l'Avent, que celles écrites dans vos Livres sacrés, de nombreux siècles avant le Christ. »

87. H. LE SAUX, *Sagesse hindoue...*, p. 33.

Finalement, le chrétien ne peut manquer de reconnaître l'œuvre de l'Esprit dans cette recherche passionnée de l'Inde pour la contemplation, cette expérience des profondeurs de la conscience de soi. Grâce à l'apport de l'Inde spirituelle, le chrétien se verra renvoyé à un approfondissement de sa propre tradition, et l'Eglise remplira mieux sa mission essentielle : éveiller les hommes à la Présence divine dans leur cœur, dans les frères, et au sein de l'Univers.

DEUXIÈME PARTIE

APPROCHES CORPORELLES DE LA PRIÈRE

I

LE CORPS ET LES TECHNIQUES CORPORELLES DE PRIÈRE

En régime chrétien,
on ne se libère pas de son corps,
on se libère dans et avec son corps.

Michel LEGRAIN

La deuxième partie de cet ouvrage voudrait proposer un certain nombre de techniques capables de porter à la prière ou de porter la prière.

Il faut d'abord en situer l'emploi :

— parler de la place du corps dans le christianisme,

— voir ce que les techniques peuvent apporter,

— et préciser l'esprit dans lequel elles doivent être pratiquées.

LA PLACE DU CORPS DANS LE CHRISTIANISME

Depuis quelque temps, les chrétiens redécouvrent que le corps, loin d'être un obstacle, peut être *une aide* pour la vie de prière. Ils commencent à se dégager d'une longue période où le corps a malencontreusement été séparé de l'esprit. Notre langage est encore tributaire de cette opposition. Il est bon en commençant de parler « chrétiennement » du corps pour ne pas réduire les indications pratiques qui suivront, à un ensemble de recettes et de trucs.

Après Platon, les gnoses, le manichéisme et Descartes, le fossé à combler est énorme pour retrouver une nouvelle conscience de nous-mêmes où esprit et corps ne soient plus opaques l'un à l'autre, comme deux principes hétérogènes, pour retrouver le lien qui unit *« geste » corporel* et *personnalité profonde*.

D'ailleurs, dans la tradition authentiquement chrétienne, l'ignorance ou le mépris du corps n'ont pas toujours eu cours. C'est souvent au niveau des réalisations que la distorsion a eu lieu. Qu'on reprenne, par exemple, l'œuvre de saint Irénée et l'on verra combien la dignité du corps est affirmée. Tandis que l'univers a été créé par la Parole divine, le corps de l'homme a été jugé digne d'être façonné par les mains divines, de recevoir le souffle de Dieu (cf. Gn 2, 7), pour être un jour à sa ressemblance définitive, incorruptible comme Dieu lui-même.

Bien plus, dans le Christ, le corps humain a une relation avec l'Esprit-Saint. *Temple de Dieu, il est signe de sa présence* (1 Co 3, 16). Enfin, à la résurrection générale, le corps brillera de l'éclat de la lumière du Père qui a irradié la chair du Christ (cf. 1 Co 15).

Pour l'homme de la Bible, il n'est point d'expérience de prière qui ne s'exprime aux trois niveaux de la personne mentionnés par saint Paul (1 Th 5,23) : le niveau corporel, le niveau psychologique (âme), le niveau personnel (esprit).

Lors du retour d'Exil (Ne 8), l'assemblée liturgique exprime sa prière par de nombreuses attitudes corporelles : le peuple se met debout par respect pour la Parole de Dieu, lève les mains pour bénir Dieu, s'incline et se prosterne visage contre terre pour adorer. Nous le voyons

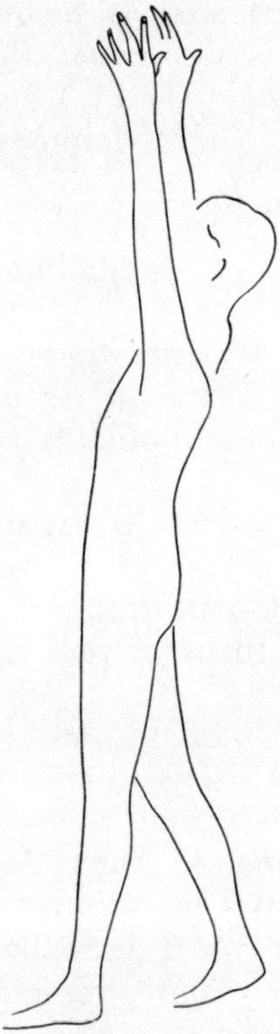

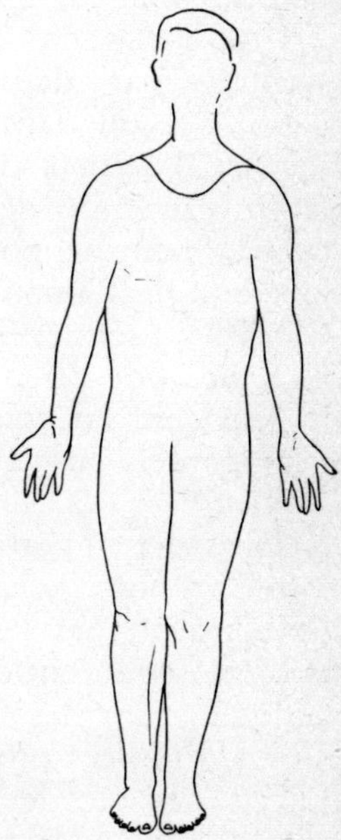

Je t'appelle, Seigneur, tout le jour
Je tends les mains vers Toi

Ps 87, 10

Mon âme est une terre assoiffée de Toi

Ps 142, 6

Parle, Seigneur, ton serviteur écoute

1 Sm 3, 9

ensuite pleurer puis se livrer à une grande liesse en mangeant et buvant.

Jésus priait avec son corps. Luc a noté fidèlement ses attitudes (5,16 ; 6, 12 ; 9, 28 ; 22, 41) et aussi la sueur du sang à l'agonie (22, 43). Jésus approuve les gestes de la pécheresse (Lc 7, 44), de la veuve à l'obole (Lc 21, 15 sv.), de Marie de Béthanie (Jn 12, 1 sv.), des saintes femmes au tombeau (Mc 16, 1 sv.).

N'est-il pas émouvant de voir que la vie de Jésus est encadrée par deux gestes étonnamment symboliques ? Marie le reçoit dans ses bras et l'emmaillote (Lc 2, 7) pour signifier l'accueil du Sauveur par un « petit Reste ». A l'autre extrémité de sa vie, Jésus reçoit un coup de lance dans la poitrine pour signifier le rejet des hommes et le don total de l'amour.

Dès le premier siècle nous trouvons dans la tradition orientale, une prière sur le souffle : Jean Climaque, moine du Sinaï, est au point de départ d'une longue tradition qui se perpétuera jusqu'à nos jours, spécialement dans l'Orient chrétien [88].

Un aspect important de la *spiritualité monastique* rejoint notre propos : « La spiritualité des Anciens n'était pas désincarnée : par les gestes corporels, ils voulaient engager leur être tout entier dans leur recherche de Dieu [89]. » La contemplation des icônes, les inclinations, les prostrations, autant d'indices prouvant que leur sens des réalités divines n'avait pas tari leur sensibilité. Celle-ci était simplement transfigurée par la grâce, non anéantie.

Saint François d'Assise est un témoin remarquable de la

88. Voir deux petits livres remarquables : *Petite philocalie de la prière du cœur,* Ed. Seuil (compilation de la tradition de la prière du cœur) et *Récits d'un pèlerin russe,* Ed. Seuil, 1966, coll. « Livre de vie », (témoignage d'un vagabond de Jésus).

89. P. DESEILLE, *L'Evangile au désert, des premiers moines à S. Bernard,* Ed. Cerf, p. 108.

réconciliation de l'homme avec lui-même[90]. Dans son élan vers la transcendance, il reste bien inséré dans sa condition humaine et cosmique. Cherchant à louer Dieu, il sent sa limite radicale. Alors, il se tourne vers les créatures. Sa louange passera humblement par la louange muette de Frère Soleil, de Sœur Lune et les Etoiles, de Frère Vent, etc. Cela suppose communion avec les créatures et consentement à s'accepter pleinement créature parmi les autres. Ce n'est pas en dévalorisant le monde matériel ni en se désolidarisant de lui qu'on approche du Très-Haut. C'est à travers la communion avec les choses que François rencontre le sacré. Consentir à nos origines profondes, *nous accueillir nous-mêmes en totalité dans nos attaches cosmiques les plus profondes* permet de réaliser *notre vocation la plus haute :* la louange de Dieu.

N'est-ce pas aussi l'expérience de Jean de la Croix, exprimée dans le Cantique Spirituel[91] : « L'âme voit *les créatures* douées d'une certaine *correspondance à Dieu*, en quoi chacune à sa manière publie ce que Dieu est en elle. De sorte que cela lui semble une harmonie de musique très relevée qui surpasse toutes les mélodies du monde. »

On pourrait continuer cette recherche dans la tradition chrétienne : de saint Dominique, on a gardé « neuf manières de prier »[91 bis] qui font appel à des postures corporelles. On trouverait encore le Rosaire, le Chemin de croix, la prière sur le rythme respiratoire dans les *Exercices spirituels de saint Ignace.*

Partout on note cette constante : l'attitude corporelle est transparence de la parole du cœur, *le corps est parabole de l'acte spirituel.* Les époques de décadence ont tout durci et

90. Voir Eloi LECLERC, *Le cantique du soleil de S. François d'Assise et les symboles de l'union*, Ed. Fayard.

91. Str. XV, dans Ed. Desclée De Brouwer, pp. 791-792.

91 bis. Edition illustrée, *The nine ways of prayer of Saint Dominic*, Simon TUGWELL, o. p., Dublin, Dominican Publications, 1978.

ont amené l'abandon de gestes et de pratiques parfaitement valables. C'est la chance d'une époque comme la nôtre de retrouver cette nouvelle (et très ancienne) « sagesse du corps ».

QUE PEUVENT APPORTER CES TECHNIQUES ?

— Un *recentrage de la personne* tout d'abord : dépassement des émotions, des réflexions de l'intellect, bref de l'agitation de la surface de notre être. Elles combattent l'éparpillement et mènent au calme intérieur, préparant ainsi une meilleure capacité d'écoute de la Parole de Dieu.

— Un acheminement vers des *formes de prière plus simples et plus profondes*. L'agitation mentale étant apaisée, l'esprit est ramené à son centre, là où Dieu se fait connaître. La prière prend la forme *d'une attention amoureuse à Dieu* dans un silence qui monte du tréfonds de l'âme. Ce que Dieu nous dit dans la Bible et l'Evangile descend à l'intime du cœur parce que tout nous est devenu présent.

— *Un approfondissement personnel enfin*. A travers la pratique de ces disciplines, certaines personnes ont retrouvé une aspiration vers la foi chrétienne abandonnée ou ont mieux compris les exigences de leur vie chrétienne. Quand l'eau d'un lac est agitée, on ne peut voir le fond. Ces techniques pacifient le mental. L'eau du lac devient transparente et l'on retrouve la source qui alimente le lac, le fond de l'être libéré de tous les déterminismes. Ayant rejoint cette zone profonde, ce désert de notre néant, ce mystère de notre être, Dieu peut se révéler. Nous sommes prêts pour la vie de prière qui n'est autre que la conscience de la Présence de Dieu en nous et de son activité incessante d'amour.

DANS QUEL ESPRIT PRATIQUER LES TECHNIQUES CORPORELLES ?

Avant d'entreprendre la description des techniques corporelles de prière, il est important de rappeler plusieurs points :

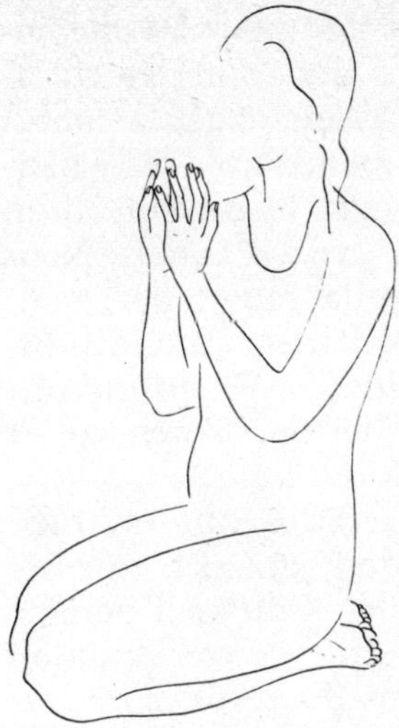

Si tu savais le don de Dieu,
Tu lui demanderais,
Et il te donnerait de l'eau vive

Jn 4, 10

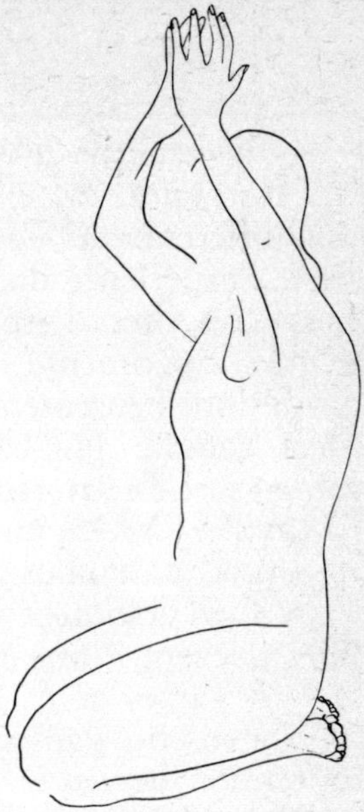

Je répandrai sur vous une eau pure
Et vous serez purifiés

Ez 36, 25

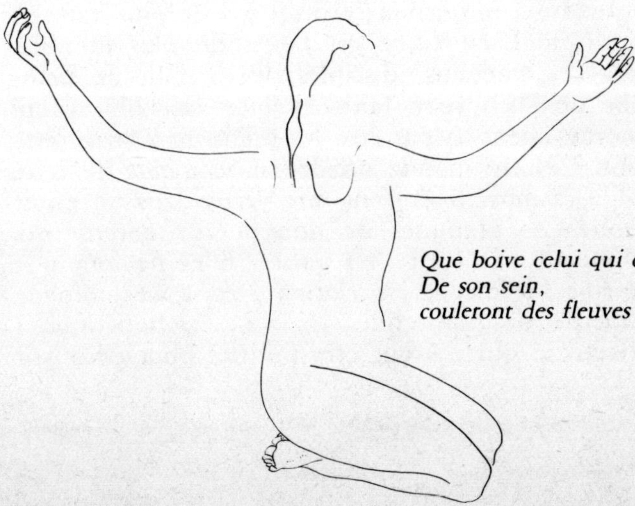

Que boive celui qui croit en moi.
De son sein,
couleront des fleuves d'eau vive.

Jn 7, 37-38

— Il convient d'être *prudent* dans l'emploi des méthodes orientales, car elles sont nées dans des contextes culturels différents du nôtre. Pour ne pas égarer dans la confusion, l'expérience doit être sagement menée avec les garanties nécessaires, l'esprit de discernement, le contrôle d'un maître expérimenté, la confrontation avec d'autres. Nous avons fort heureusement, pour baliser la route, des pionniers comme H. Le Saux, J.-M. Déchanet, B. Griffiths, moines bénédictins, G.-A. Maloney, W. Johnston, E. Lasalle, Y. Raguin, jésuites, Th. Merton, cistercien et tout proche de nous A.-M. Besnard, dominicain [92].

— Ces pratiques ne sont ni des recettes ni des trucs. Elles relèvent d'une *sagesse du corps* dont ont si bien parlé le P. Régamey et A.-M. Besnard. Les désirs du vieil homme se sont inscrits dans notre corps sous forme de crispation ou de tension nerveuse. Lâcher les tensions du corps, c'est travailler à libérer l'homme nouveau étouffé sous l'emprise de ces tensions. Nous devons retrouver l'unité de la personne humaine avec ses deux dimensions corporelle et spirituelle. Dans cette optique, l'expérience de la rééducation de la présence à soi passe nécessairement par le corps. Nous devons apprendre à réconcilier ce qu'il y a de plus haut en nous, l'Esprit de Dieu et ce qu'il y a de plus humble, notre corps. Les chrétiens, disciples de l'enfant de Bethléem, Verbe de Dieu venu faire Alliance avec l'humanité terrestre, ne devraient-ils pas être les premiers à vivre cette réconciliation ? Notre monde occidental se meurt de cette division. — Ces moyens doivent être vécus dans un esprit de discrétion. Ces pratiques ne doivent *pas devenir des absolus.* On peut très bien s'en passer. Elles ne font que préparer le sujet, le mettre en relation avec sa vie profonde et lui permettre de transcender ses zones périphériques : mental, affectivité qui doivent être purifiés pour découvrir

92. Albert BESNARD, frère prêcheur, *Vie Spirituelle*, juillet-octobre 1978.

Dieu au désert, faute de quoi on confondrait spirituel et sentiment, et la religion serait réduite au niveau du folklore ou de la simple croyance populaire.

A chacun de sentir ce qui lui convient, *sans perdre de vue le but* à atteindre. En accordant à ces moyens plus d'importance qu'il ne faut, on ne ferait que nourrir le propre ego et se détourner de la disponibilité à l'Esprit. Le P. Le Saux lui-même a bien dénoncé cette « prolifération cancéreuse de l'ego », source d'orgueil chez certains adeptes : « ce n'est pas à la perte du moi dans le Soi suprême qu'ils parviennent, comme ils se le figurent. Tout au contraire, conséquence même de l'attitude pélagienne qui a accompagné toute leur ascèse, c'est leur propre ego, avec toutes ses particularités et limitations que ... ils ont enflé de façon monstrueuse et promu au rang de l'absolu[93]. »

— A l'inverse de l'attitude pélagienne et volontariste, le chrétien vivra ces moyens en esprit de dépendance envers la grâce, sachant fermement que toute prière est réponse à Dieu et s'origine en Lui. Par un certain effort, je contribue à cette rencontre avec Dieu présent en moi, mais je mets cet effort sous la grâce de Dieu, reconnaissant que cette grâce opère aussi à travers mon travail, que j'en sois conscient ou non.

Ces techniques ne peuvent conduire d'elles-mêmes à l'état de contemplation, ni déclencher la grâce divine ; elles ne constituent pas la vie en Dieu mais font partie d'une riche ascèse traditionnelle qui embrasse tout l'être. *Leur rôle est d'ordre dispositif*[93 bis] : elles ouvrent l'homme à l'œuvre du Saint Esprit. D'aucune façon, elles ne sauraient donner prise sur Dieu, elles apprennent à savoir « être », nous rendent plus disponibles, plus « en présence ».

93. H. Le Saux, *Sagesse...*, p. 68.

93 bis. « Préparation nécessaire mais inadéquate » à la venue de la vie divine dans l'âme. Cf. L. Gardet, *Expérience du soi et expérience des profondeurs de Dieu*, Revue Thomiste, juillet 1978, pp. 357-384.

Il faut tenir les deux bouts de la chaîne :

— *ne pas nier la valeur* de ces techniques : la grâce ne supplante pas la nature, mais la suppose et la perfectionne. « Nous sommes les coopérateurs de Dieu » (1 Co 3, 9),

— *mais ne pas tout attendre* de ces techniques : nous arrosons, mais « c'est Dieu qui donne la croissance » (1 Co 3, 6).

Nous saurons donc les mettre en œuvre avec un certain humour. Comme dit avec finesse un moine du Mont Athos : « Pour embrasser quelqu'un, il existe bien des techniques, mais la meilleure, c'est sans doute d'oublier toute technique et d'aimer vraiment [94]. »

94. *Vie spirituelle*, janvier 1979, p. 68.

II

LA RELAXATION

Tout ce qui s'oppose
à l'Etre authentique
doit être abandonné.
K. Graf DURCKHEIM

I. SE PRÉPARER A LA PRIÈRE PAR LA RELAXATION

Si nous sommes tendus et contractés musculairement lorsque nous abordons le moment que nous voulons consacrer à la prière, les distractions auront tôt fait de nous envahir. Le corps réclamera aise et confort. Alors, autant lui accorder dès le début quelques moments d'attention. Les méthodes de « relaxation » sont multiples. Il n'est pas question d'en faire ici l'inventaire. En voici deux particulièrement recommandées aux tempéraments nerveux.

1. COUCHÉ SUR LE DOS

Etendez-vous sur le dos, pieds et bras un peu écartés. Faites quelques grandes respirations, de façon à vous réoxygéner. Puis respirez normalement. Nous allons contracter puis détendre chaque partie du corps de manière à éliminer les contractures accumulées inconsciemment, surtout au niveau de la nuque, du plexus solaire et du bas ventre.

— Nous commençons par le côté droit. Crispez successivement la plante du pied, le mollet, la cuisse, le fessier et les sphyncters du bas-ventre, le côté droit du dos, l'épaule, l'aisselle, le bras, l'avant-bras, le poing. Tenez cinq à dix secondes. Relâchez. Laissez venir une respiration profonde. Recommencez la contraction puis lâchez. Même opération du côté gauche. Enfin, associez les deux côtés du corps puis laissez s'installer la respiration profonde.

— Prenez maintenant conscience des sensations de contact au sol, partie par partie. D'abord du côté droit : l'arrière du talon, le mollet, la cuisse, le fessier, la partie droite du dos et de la nuque. Puis descendez dans le bras et le poignet. Sentez la surface portante de la main. Déplacez lentement votre attention de la main au pied droit et reprenez en sentant maintenant toute la jambe droite peser au sol, sans faire aucun mouvement. Soyez uniquement observateur. Votre jambe semble s'alourdir, se remplir de sable. Sentez de même le tronc et la nuque (partie droite) et enfin le bras droit tout entier abandonné à la pesanteur.

— Dans une troisième phase, prenez conscience de toute la partie droite de votre corps qui repose bien au sol. Et comparez-le à la partie gauche.

Recommencez les mêmes opérations du côté gauche qui, peu à peu, va connaître cette même impression de lourdeur. Chaque cellule du corps manifeste sa présence, chaque portion du corps est explorée. On reste attentif, vigilant, pour percevoir chaque grain de la peau, où s'éveillent des milliers de consciences.

Dans un premier temps, le corps semble s'imprimer lourdement dans le sol comme dans du sable. *Laissez-vous attirer* par la terre comme par un aimant puissant. Votre corps fait partie de la terre. Puis une impression de *légèreté* peut remplacer l'impression de lourdeur. Si vous êtes très nerveux, vous pouvez avoir la sensation de planer au-dessus de votre corps. Ne paniquez pas, cela est normal et courant[95]. Contentez-vous de rester en contact avec votre respiration. Pour terminer, ne négligez pas le retour au tonus normal (voir plus loin).

2. En position a genoux

Si vous préférez vous détendre en position à genoux ou assise, c'est également possible :

Associer geste simple et prononciation d'un mot

A genoux, ayez un petit banc sous les fesses pour éviter l'écrasement des pieds. Assis, jambes pliées, un des pieds dans le pubis, n'hésitez pas à mettre un coussin dur sous les fesses pour éviter toute tension dans la musculature abdominale. Vous êtes *confortablement* installé, épaules basses, dos droit, mains paumes vers le ciel, posées sur les genoux. En inspirant, fermez le poing droit et provoquez, bouche fermée, un petit freinage de l'air dans le fond de la gorge. Suspendez un instant (cela doit rester confortable) la respiration. Puis, ouvrant la main doucement, prononcez, bouche entr'ouverte, un mot de votre choix, comme : « paix » ou « calme ». Ce mot (d'une seule syllabe) n'est pas prononcé de façon sonore mais comme chuchoté. C'est comme une buée qui sort lentement de votre bouche pendant tout le temps de l'expiration. Répétez cinq ou six fois de chaque côté en restant attentif aux sons.

— Même exercice avec mouvement d'ouverture des bras sur l'inspir et de fermeture sur l'expir avec prononciation du mot. Au départ du mouvement, les doigts touchent légèrement le sternum. Ces exercices très simples sont d'une efficacité remarquable pour l'apaisement du mental.

95. Van Lysebeth, Revue *Yoga*, n° 167, p. 14.

Ils font actuellement l'objet de vérifications approfondies dans des laboratoires médicaux[96].

Accueil des bruits et des rythmes

Votre cerveau, grâce à ces exercices, devient passif, vous pouvez entendre plus subtilement. Laissez venir à vous les bruits environnants. Accueillez-les sans distinction, quels qu'ils soient. Recevez-les *de façon purement sonore*, sans vous poser la question : « qu'est-ce que c'est ? » Pour vous, en ce moment, ce sont des vibrations sonores de telle qualité, de tel rythme, c'est tout. Ecoutés de cette façon, certains bruits qualifiés d'inacceptables deviennent parfaitement supportables.

Votre mental devient calme comme un lac de montagne. *Restez éveillé* à l'intérieur. Votre cœur bat tranquillement ; écoutez ses battements, percevez la pulsation sanguine dans votre ventre près du nombril, dans votre tête, au fond des yeux.

Détente du visage

Sentez comme une pluie bienfaisante détendre votre cuir chevelu. Détendez-vous au niveau du front, laissant vos rides s'effacer. Détendez-vous en profondeur : sentez votre cerveau se dilater comme une éponge. Abandonnez tout souvenir, tout projet, toute fixation mentale. Si des pensées se présentent, accueillez-les, mais ne vous y attachez pas. Laissez-les partir comme des oiseaux qui traversent votre champ de conscience. Surtout, *n'entrez pas en conflit avec elles,* ne vous mettez pas en chasse. Cela ne ferait qu'accentuer l'agitation mentale. Lâchez prise, laissez couler.

Sentez maintenant le fond de vos yeux et leur poids. Ils sont parfaitement immobiles. Peut-être pouvez-vous perce-

96. Cf. *Méthode de psycho-intégration* de Georges PÉGAND.

voir la pulsation sanguine. Relâchez les petits muscles qui entourent les paupières. Ouvrez celles-ci une ou deux fois et refermez-les avec le minimum d'effort, comme on manœuvre un rideau fragile.

La racine du nez semble passive, ainsi que les ailes du nez et les joues. Avalez votre salive. Détendez les petits muscles qui viennent de jouer. Installez comme un baillement léger et continu qui rayonne sur votre visage et souriez. Ayez l'impression de vouloir détendre quelqu'un par votre sourire. Mâchoire détendue, dents ne se touchant qu'à peine, la bouche est dilatée à l'intérieur mais reste fermée pour que la respiration se fasse uniquement par le nez. La langue est bien à plat au fond, posée comme une sole qui dort sur le sable. Gardez toujours votre conscience respiratoire. L'air semble couler doucement comme un liquide dans vos poumons. Ce souffle régulier vous berce et, petit à petit, votre conscience se tourne vers l'intérieur de vous-même. Vous ne pensez plus, vous êtes présent dans l'instant, prêt à rejoindre vos profondeurs, le centre de votre être.

3. Fin de la relaxation : retour au tonus normal

Avant d'en terminer avec les aspects techniques, précisons la façon de quitter la relaxation (ou la méditation prolongée). Il est indispensable d'opérer un retour *progressif* au tonus normal. Pour cela, dirigez doucement votre pensée vers le bout des doigts. Manœuvrez-les un à un en sentant bien la reprise de la mobilité après l'immobilité. De proche en proche, le mouvement se transmet aux autres parties du corps, comme une onde qui se propage. Les yeux fermés, laissez votre corps s'étirer, bailler comme il en a envie, lentement. Sentez les articulations, les muscles reprendre vie. Redressez-vous sans brusquerie, si vous êtes allongé, et enfin, sur une grande inspiration, ouvrez les yeux et posez-les consciemment sur l'entourage.

II. DIX FAÇONS DE PRIER EN RELAXATION

La relaxation peut être vécue comme support de la prière. Voici plusieurs orientations possibles :

1. Me relaxer, c'est d'abord me débarrasser de toutes les impuretés qui ternissent la transparence de mon être à la lumière de Dieu. En abandonnant mes contractures physiques, j'abandonne aussi celles du moi craintif et agressif qui cherche à s'affirmer dans la cupidité et la violence. Comme les brindilles et les déchets de toutes sortes tombent au fond du lac, permettant à la lumière du soleil de pénétrer les eaux plus profondément, j'abandonne mon petit moi étriqué, je me fais tout *accueil et ouverture*.

2. La relaxation est aussi *offrande*. Détendu, je laisse mon corps s'imprégner de mon mental. Bientôt, ils ne font plus qu'un avec mon âme qui s'entr'ouvre doucement. Réunifié, je puis m'offrir à la Tendresse de Dieu dans la totalité de mon être — « Offrez vos corps en hostie vivante, sainte et agréable à Dieu » (Rm 12, 1) — et pénétrer ainsi dans le repos promis par Dieu, ce repos qui est Lui-même (Ps 94).

Dans cet état d'unité retrouvée, je m'abandonne totalement à la force créatrice qui m'anime. Je fais retour à mes sources profondes, à la richesse de mon être essentiel. Je me remets complètement à mon Créateur qui me soutient dans l'être à chaque instant : « En Lui nous avons la vie, le mouvement et l'être[97]. »

3. Comme mon corps s'abandonne au sol qui le porte, comme mon mental se repose dans l'impression de bien-être, mon être profond se laisse porter par Celui qui a dit : « Venez à moi, vous tous qui peinez et ployez sous le fardeau et vous trouverez le repos pour vos âmes ». Jésus visait

97. Epiménide cité par Paul, Ac 17, 27.

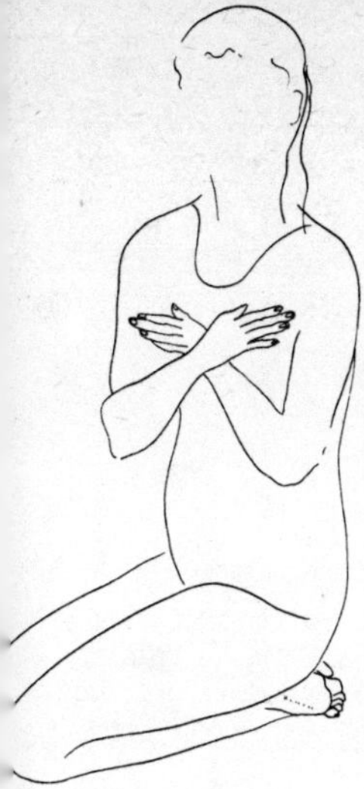

Toi qui es chez Toi, tout au fond de mon cœur
e résonne Ta voix, tout au fond de mon cœur

Hymne tamul

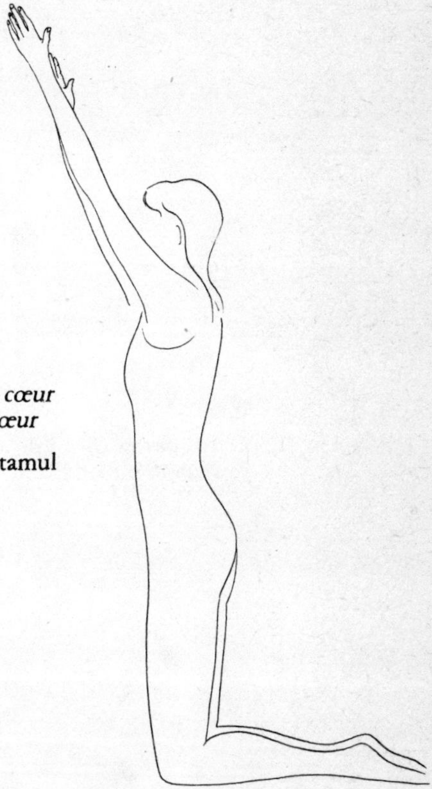

O Toi qui es chez Toi, tout au fond de mon cœur
Je veux aller vers Toi, tout au fond de mon cœur.

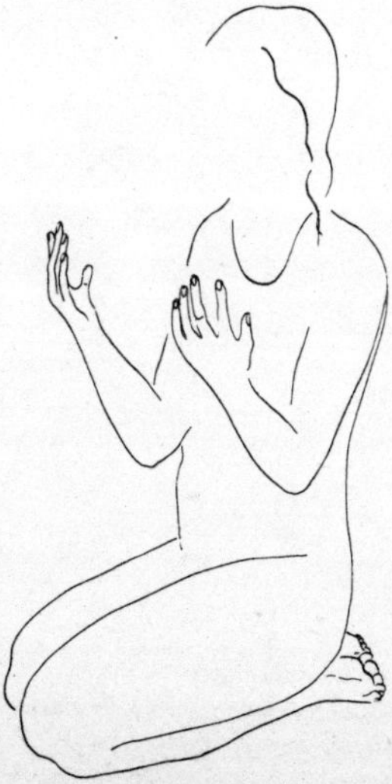

Toi qui es chez Toi, tout au fond de mon cœur
ccueille mon offrande, tout au fond de mon cœur.

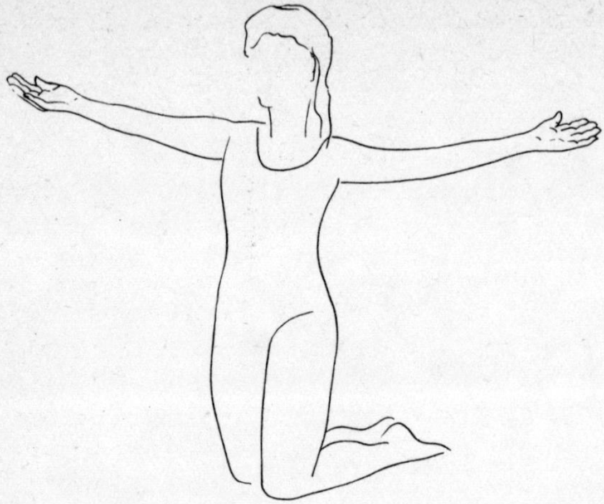

O Toi qui es chez Toi, tout au fond de mon cœur
Je veux m'ouvrir à Toi, tout au fond de mon cœur.

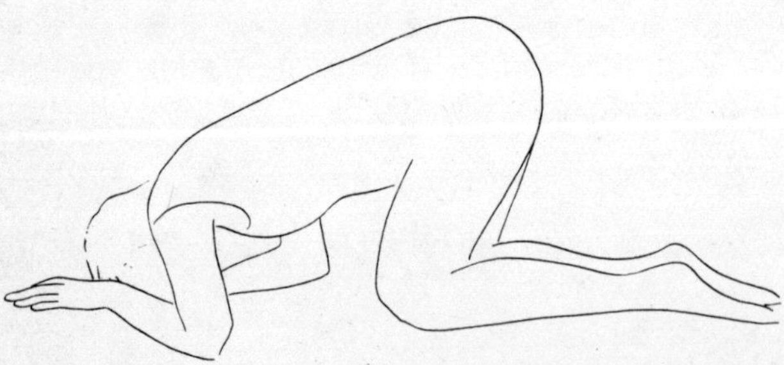

O Toi qui es chez Toi, tout au fond de mon cœur
Laisse-moi me perdre en Toi, tout au fond de mon cœur.

l'homme tout entier : corps, âme, esprit. Je touche le fond de mon être pécheur, mais je ne m'enferme pas dedans. Comme mon corps pèse sur le sol, *je laisse peser mon péché sur Celui qui est venu le prendre sur Lui.* Cet abandon est sans limites. Comme j'ai l'impression de rejoindre le centre de la terre à force d'abandonner le poids de mon corps, je me laisse tomber en Jésus, mon Sauveur qui me mène au Père.

4. Je suis là, bien présent. Je sens la vie qui m'habite, la pulsation de mon cœur, le rythme de ma respiration, le poids de mes membres. Je reçois cette vie des mains du Créateur. Je me défais de toute résistance, de tout désir de me construire moi-même pour *Le laisser remodeler mon être à Sa propre image.* Je m'abandonne entre ses mains comme une glaise malléable entre les mains de l'artiste potier qui façonne son chef-d'œuvre (Si 33, 13).

5. Alors que dans la journée, je suis tiraillé en tous sens par une infinité de mouvements disparates, je me sens réunifié. Je me laisse « glisser » progressivement au centre de mon être, ce lieu où Dieu me tient continuellement « dans sa main » pleine de force et de tendresse. Je me laisse exister en Lui, je me reçois de Lui, Lui abandonnant tout ce que je suis, m'offrant à Lui comme *un vide qu'Il viendra remplir de sa Plénitude,* s'Il le désire : « Me voici, ô Père, pour faire ta volonté » (He 10, 9).

6. Je me sens immergé dans une immense vague d'amour. En abandonnant au Seigneur mon être tout entier, corps, cœur, pensées, je m'ouvre à Sa Présence aimante et pénétrante. Il est vivant dans tout mon être, Principe unique de ma vie. Tout au fond de moi : sérénité, Douceur, Paix infinies.

7. Seigneur, délivre-moi du tourbillon de mes pensées, de mes désirs, de mes émotions, dépouille-moi de tout ce qui résiste à ta pénétration en moi. Fais-moi comprendre

de mieux en mieux qu'« une seule chose suffit » : devenir un avec Toi. Permets *que je m'unisse à Toi.*

8. Tel que je suis, me voici devant Toi, Seigneur. Je me reçois de Toi, je me laisse faire par *ton regard qui revêt tout de beauté.* Je vis l'instant présent, branché sur mon être véritable et sur l'éternité.

9. Ayant quitté le niveau des réactions conditionnées pour rejoindre le mystère de mon vrai moi, je puis me demander : qu'est-ce qui vit au plus profond de moi, en ce lieu où je suis le plus moi-même ? je communie avec la profondeur de mon être. Qu'est-ce qu'il y a en moi de meilleur ? *Qu'est-ce qui a envie de vivre, de pousser, de grandir et de s'épanouir ?* Et *je reste au contact* de cette réalité, quel que soit le nom que je puis lui donner : absolu, amour, accueil, beauté, vie, don, infini, etc.

10. Communiant avec ce qui vit de meilleur en moi, je suis seul à le sentir et pourtant j'ai conscience d'être au milieu d'un peuple de vivants. Je suis là, seul dans mon expérience et pourtant relié à tous ceux qui sentent la vie en eux. Je suis conscient de faire un avec eux. J'ai le sentiment d'être intégré dans un ensemble plus vaste que le moi, d'être soutenu par une force qui dépasse mes propres limites. Tout en restant moi-même, je réalise que je fais partie d'un grand Corps[98].

98. Voir aussi dans notre bande magnétique enregistrée, la « relaxation contemplative » de MICHAELLE.

III

LA RESPIRATION RYTHMÉE

Yahveh Dieu façonna l'homme,
poussière tirée du sol,
il insuffla dans ses narines
son haleine de vie
et l'homme devint un être vivant.

Livre de la Genèse

Après la relaxation, une autre technique traditionnelle qui ouvre le chemin des profondeurs de l'être est la respiration rythmée.

Observons-nous : tensions, peurs, excitations amènent une respiration courte. A l'inverse, si nous pratiquons habituellement une respiration lente, profonde, régulière, nous devenons plus détendus, plus paisibles, plus sereins.

A chaque mode de comportement correspond un étage de la respiration :

— la respiration *claviculaire haute* correspond à un effort intellectuel ou à une émotion très vive : peur, colère, énervement, dépense intense d'énergie. Dans un état d'excitation, le corps aurait besoin d'un apport énergétique important, mais paradoxalement, la ventilation superficielle de cet étage n'apporte pas l'énergie nécessaire.

— la *respiration moyenne* s'installe après un effort musculaire intense (course, montée d'un escalier) ou après une émotion qui, tout en dépassant la normale, n'arrive pas à l'état de paroxysme.

— enfin la *respiration abdominale* ou diaphragmatique correspond à l'état de détente, de repos, de bien-être profond. Ses bienfaits sont nombreux sur le système nerveux, les organes abdominaux (effet de massage), le retour veineux du sang au cœur.

En adoptant volontairement la localisation sur tel étage respiratoire, on peut se mettre en phase avec l'état psychique recherché.

Mais on peut aller encore plus loin et voir le « geste respiratoire » comme un reflet de notre attitude générale devant la vie. Apprendre à bien respirer, c'est apprendre *à exister de façon juste.* Si j'ai une respiration superficielle, cela correspond à une attitude générale de blocage et de défense. Je veillerai non seulement à allonger les expirations, mais à *me lâcher moi-même* en même temps que je relâche le cou et les épaules et que j'insiste sur les temps expiratoires. Ce n'est pas mon corps qui respire mal, c'est moi qui vis habituellement de façon fausse, m'opposant au rythme fondamental de la vie, ne faisant pas confiance au mouvement de la vie qui est en moi. En apprenant ce lâcher-prise dans la respiration, je me défais des blocages intérieurs qui empêchent mon évolution [99].

Voyons d'abord quelques exercices pratiques avant d'aborder le domaine de la prière.

99. K. Graf DURCKHEIM, *Le Hara*, Le Courrier du Livre, 1974, pp. 161-164.

I. EXERCICES PRATIQUES DE RESPIRATION

1. S'OBSERVER RESPIRER

Installez-vous confortablement. Fermez les yeux. Respirez par le nez. Observez votre respiration sans la modifier. Découvrez que la durée de l'inspiration est plus courte que celle de l'expiration. Observez ce qui se passe avant la reprise de l'air : sans doute, éprouvez-vous le besoin d'un petit moment d'arrêt, dans l'immobilité respiratoire. Laissez ce temps se prolonger tant que c'est agréable. Découvrez enfin la localisation de votre respiration : d'où part le mouvement ? Pour vous aider, utilisez le contrôle des mains que vous placerez successivement sur la région abdominale, sur les côtes de chaque côté de la poitrine, enfin en-dessous des clavicules.

2. APPRENDRE A EXPIRER

Mettez-vous à genoux sur les talons, ou en position assise au sol (avec coussin), jambes croisées par devant. Respirez calmement. Quand vous croyez avoir terminé l'expiration, rétracter la sangle abdominale. Vous constaterez avec surprise que vous avez encore chassé un volume d'air non négligeable. Ceci vous révèle combien la respiration habituelle est superficielle. Nos poumons sont constamment sous-ventilés. Pour bien les remplir, il faut commercer par bien les vider.

Vous pouvez, en position à genoux, intensifier l'exercice en plaçant les poings dans le ventre. En expirant, amenez le front vers le sol sans cependant le toucher et enfoncez les poings dans le ventre sans vous faire mal. Dans cette position, buste horizontal, continuez à respirer plusieurs fois, puis redressez-vous en inspirant.

3. Apprendre la localisation abdominale

A quatre pattes, sur les avant-bras au sol, expirez en arrondissant le dos (chat qui fait le gros dos) et en regardant l'abdomen. Inspirez en étirant la nuque dans le prolongement de la colonne vertébrale et en creusant les reins. L'abdomen tombe de son propre poids. Les fessiers ne se déplacent pas vers l'arrière. Seule la colonne se déforme. Cet exercice est excellent pour redonner au diaphragme force et souplesse.

Puis étendez-vous sur le dos, une main sur le nombril, l'autre sur les côtes. Pour améliorer la localisation abdominale, concentrez-vous mentalement sous la main basse. Pratiquez la respiration abdominale. Seule ma main basse doit sentir un mouvement. Le ventre doit rester mou, même en position haute. Aucun effort pour aspirer l'air qui doit entrer de lui-même.

4. Apprendre la respiration naturelle

Nous sommes maintenant en mesure d'aborder la respiration naturelle ou physiologique qui comporte les éléments suivants :

a) *Rectitude du corps.* Quelle que soit la position adoptée, le dos est droit sans raideur, les épaules basses, le menton un peu rentré. Pendant les inspirations, j'étire la colonne, le sommet du crâne semblant soulever le plafond, mais les épaules ne montent pas.

b) *Respiration par le nez*, filtre naturel qui élimine les impuretés, réchauffe l'air et capte le prâna (énergie) par les muqueuses.

c) *Respiration silencieuse.* Vous ne faites pas un « exercice », vous laissez agir un réflexe naturel.

d) *Rythme régulier sans saccades*, l'inspiration plus courte que l'expiration (ne mettez pas trop d'arithmétique, confiez-vous à vos rythmes biologiques). Laissez-vous glisser lentement dans l'expiration, sans vous pencher en avant. Laissez s'installer un petit temps d'arrêt confortable (repos du diaphragme). Attendez que l'inspiration se fasse d'elle-même, quand l'organisme en manifeste le besoin. Au début, il est possible que votre respiration se place trop haut, que vous respiriez uniquement par le sommet de la poitrine. Lâchez-vous. Lâchez le petit moi craintif, et égoïste. Eliminez toute intervention volontaire. Emerveillez-vous de voir que tout se passe sans votre intervention. Faites confiance à votre force vitale. Le débutant commence souvent à inspirer volontairement alors que l'expir n'est qu'à mi-course ; il craint de manquer d'air.

e) Les trois étages se remplissent successivement de bas en haut dans un *mouvement souple et continu*, comme une vague qui s'amplifie ou une voile qui se gonfle.

Quelques minutes de pratique quotidienne, matin et soir ou dans le cours de la journée, vous apporteront énormément sur le plan de la libération mentale et physique, pour améliorer votre concentration, calmer votre esprit, fortifier votre pensée. Les moments « perdus » de vos journées deviendront ainsi des moments féconds. Au début, la surventilation peut amener des vertiges. Pratiquez alors quelques respirations avec rétention d'air, poumons pleins, sans forcer ; et expirez sans pousser à fond.

5. Respiration avec bruissement glottique

(ou respiration adhérente : *ujjayi*)

Voici le seul *pranayama* praticable partout et en tout temps. Ses effets sont multiples : stimulation de la thyroïde, tonification énergétique, endurance physique, calme nerveux, arrêt du vagabondage mental, silence intérieur. Cette respiration vous aidera au cours de vos journées dans des moments de fatigue. Elle peut être pratiquée assis, debout ou même en marchant.

a) Portez votre attention à la base de la gorge.

b) Bouche fermée, inspirez amplement en imaginant que l'air pénètre par la « pomme d'Adam ». Dilatez intérieurement l'arrière-gorge. Le ventre reste plat, le thorax s'ouvre au maximum. Il se produit un petit son provoqué par le frottement, l'adhérence de l'air dans le fond de la gorge.

c) Sans installer de rétention, et sans affaisser le dos, expirez lentement, sans à-coups, profondément. Le son produit doit être semblable au son de l'inspiration. Modulez son intensité pour qu'il ne soit pas perceptible à l'extérieur. Cette recommandation est importante, même si vous pratiquez seul, car en produisant un son plus fort, vous vous dispersez tandis que le bruissement discret approfondit le recueillement, la connaissance de soi. Peu à peu, vous apprendrez à regarder vos phénomènes de personnalité, à prendre une certaine distanciation par rapport aux choses, aux événements, aux personnes, ce qui facilite le contact avec la vie et les gens. Cette respiration est une excellente préparation à la méditation. Elle est décrite de façon intéressante et originale par Nils Daum [100].

6. Respiration pour introduire au rythme alpha

Le rythme alpha est le rythme des ondes cérébrales le plus paisible. Les yeux fermés, respirez normalement en sentant la fraîcheur de l'air dans le haut des narines et en laissant couler l'air comme un liquide à l'intérieur de vous-même. Au sommet de l'inspiration, suspendez le rythme quelques secondes, sans forcer. Cela doit rester agréable, confortable. Sentez les tensions internes qui existent dans ce volume d'air emprisonné. En expirant doucement, élimi-

100. Revue *Vrai Yoga d'Occident*, n° 2, pp. 19 sv.

nez complètement ces tensions. Sentez le calme qui s'installe à leur place. A chaque fois que vous expirez, rejoignez l'intérieur de vous-même, allez puiser à la source de votre énergie. Sur l'inspir, laissez la force paisible monter en vous.

7. Respiration du roseau

Debout, en expirant par le nez (avec respiration adhérente), laissez-vous fléchir vers l'avant, la tête entraînant de son poids la colonne vertébrale. Laissez les bras tomber inertes, les épaules décontractées. Pensez que c'est l'inspiration qui va vous redresser. Vos vertèbres s'empilent les unes sur les autres, la tête reste ballante vers l'avant, les bras restant déconnectés et abandonnés à leur propre poids. La tête ne se redresse qu'en tout dernier lieu. Puis, pendant la rétention poumons pleins, les épaules s'écartent vers l'arrière. Gardez l'air un moment (sans forcer) puis recommencez cinq ou six fois.

Pour cet exercice, aucune tenue n'est nécessaire. Il défatigue et recharge d'énergie après de longue heures passées devant un bureau. C'est pourquoi on l'appelle aussi « respiration des secrétaires » !

8. Respiration de réceptivité (ou des quatre saisons)

Cette respiration met en contact avec le rythme cosmique. Chacune des phases est en harmonie avec une des quatre saisons de l'année. On peut y associer le bruissement glottique.

Position de départ : pieds écartés à la largeur du bassin, bras en croix.

a) En expirant, relâchez doucement les bras, laissez la tête entraîner le buste vers le bas. *Lâchez tout ce qui vous bloque intérieurement.* Dépouillez-vous de tout ce qui empêche votre évolution. Dépouillez-vous comme à l'automne la nature se dépouille de tout ce qui est devenu inutile.

b) Apnée poumons vides : les bras toujours bien détendus, marquez un temps d'arrêt : goûtez le grand calme qui s'installe dans l'organisme. Calme de l'hiver : la vie ensevelie sous terre semble absente.

c) *L'air arrive de lui-même,* déplisse les alvéoles pulmonaires et redresse la colonne vertébrale. Ayez l'impression d'« être respiré », d'« être redressé », sans intervention volontaire. Laissez venir, accueillez l'air comme un cadeau gratuit. Accueillez dans un sourire la vie qui renaît comme un printemps. Pendant ce redressement vertébral, les bras se sont croisés devant le corps puis se décroisent en s'élevant vers le haut, formant une grande coupe ouverte vers le ciel.

d) Pendant l'apnée poumons pleins, les bras redescendent jusqu'à l'horizontale de chaque côté. C'est le temps des échanges vitaux entre l'air frais et le sang vicié. C'est l'été : la sève s'épanouit dans la ramure, produisant les fleurs et les fruits.

Cette respiration établit un climat de *réceptivité* en même temps qu'elle provoque une excellente aération aux trois niveaux. Nous retrouverons son symbolisme ultérieurement.

9. Respiration de recharge énergétique

Debout, de préférence au grand air, le corps bien d'aplomb, je sens mon centre de gravité. Lentement, yeux clos, je lève les bras devant moi jusqu'à hauteur du visage, paumes tournées l'une vers l'autre. Je décris de petits cercles en sens opposés, avec les mains. La respiration se place d'elle-même, l'inspir sur les phases montantes, l'expir sur les phases descendantes des cercles qui s'agrandissent progressivement. Je reste bien présent dans mes bras et dans mes mains. Je sens l'air entrer dans mes narines et en moi. Quand les cercles arrivent au maximum d'amplitude, les bras gardent leur souplesse. J'arrête le mouvement, bras en croix, paumes vers le ciel. Je respire comme à travers les pores de ma peau dans tout mon corps. Je sens la communication énergétique avec l'espace. Chaque inspir m'apporte comme un ravitaillement d'énergie que je puis assimiler directement. Cet exercice apporte, avec la recharge énergétique, harmonie intérieure, disponibilité, ouverture, contact [101].

II. LA RESPIRATION COMME SUPPORT DE PRIÈRE

1. Le symbolisme des quatre temps

a) L'expir est une phase de *purification, de dépouillement*. Je lâche tout ce qui fait obstacle à la venue d'une vie supérieure en moi. J'accepte de mourir à ce qui empêche l'éclosion de cette vie, selon la parole du Christ : « Qui perd sa vie, la gagne ».

b) A la fin de l'expir, une pause de quelques instants qui doit venir naturellement : je rejoins les forces profondes de mon être, je reprends contact avec mes racines. Le grain semble mort. La vie n'apparaît pas, mais se prépare silencieusement à éclater. Mystère des trois jours du Christ au tombeau : temps de la *patience*.

c) Attentif au moment où l'appel d'air se fait sentir de lui-même, je goûte l'état d'« être respiré ». Je n'aspire pas l'air comme si je craignais d'en manquer. Je laisse faire, je fais confiance à la vie qui reprend son cycle. *Je me laisse pénétrer par la force nouvelle* qui monte en moi comme la

101. Cf. Maurice Martenot, *Se relaxer. Le corps expression de l'être*, Albin Michel, 1977, pp. 179-182.

sève dans les branches : la vie du Christ, l'Homme nouveau qui vient me régénérer. Cette vie, je ne me la procure pas de moi-même. Elle m'est donnée à chaque instant, si je suis attentif à l'accueillir. Cela n'est pas le fruit de mes efforts. Ce m'est donné gratuitement. Je sens ma petite respiration insérée dans le Souffle éternel de la vie de Dieu et je m'ouvre à cette vie qui vient en moi. Temps de l'inspir à vivre dans la *confiance*, sans peur ni esprit d'accaparement.

d) En apnée poumons pleins, je laisse la vie du Christ pénétrer tout mon être, *se diffuser en moi* pour transformer toute mon existence.

2. ÉCHANGE ET COMMUNICATION

La respiration est aussi symbole d'échange et de communication. Par elle, j'entre en harmonie avec le cosmos et ses vibrations, avec l'univers et son rythme de flux et de reflux. Ce souffle qui m'habite, c'est le souffle de Dieu : « Yahveh façonna l'homme, poussière tirée du sol, il insuffla dans ses narines son haleine de vie et l'homme devint un être vivant » (Gn 2,7). Devenir conscient de mon souffle, c'est me relier au Créateur. Mon souffle *me branche sur la vie infinie* qui est échange du Père et du Fils. Le souffle de Dieu, c'est son Esprit qui *m'unit à tous les homme, à toute la Création et au Père*.

3. S'OFFRIR A DIEU DANS LA TOTALITÉ DE SON ÊTRE

Pour se présenter, s'offrir à Dieu, il faut d'abord « être là ». « Je tiens mon âme entre mes mains », dit le Psalmiste. La respiration contrôlée et rythmée soustrait le mental aux divagations. Elle favorise le centrage intérieur de la conscience. L'activité sensorielle de la journée ne me projette plus au-dehors. Je sens les moindres pulsations de la vie au-dedans. Le flux psycho-mental se calme comme un fleuve impétueux qui arrive à l'estuaire. Tout s'apaise. Toute dualité interne est éliminée ; je retrouve la communion mental-corps. Réunifié, j'écoute monter en moi le silence, l'appel de mon être profond vers le Dieu vivant. Je laisse respirer en moi quelque chose qui habituellement est étouffé, quelque chose qui a besoin de s'épanouir. Dans la totalité de mon être (corps-âme-esprit) je m'offre « en hostie vivante, sainte et agréable à Dieu » (Rm 12,1).

4. Se lâcher pour accueillir

Les deux temps principaux de la respiration peuvent porter l'attitude fondamentale du lâcher et du recevoir. L'alternance expir-inspir est vécue comme la parabole de l'acte spirituel par lequel le chrétien « se perd » lui-même pour faire confiance à l'Esprit et recevoir du Père le Souffle incessant de la vie du Christ.

On peut mettre en vis-à-vis les attitudes vécues sur l'expir et l'inspir :

SUR L'EXPIR	SUR L'INSPIR
Quelque chose meurt	Quelque chose de neuf apparaît
Je me lâche, je me donne,	pour accueillir la vie qui se manifeste
Je laisse les désirs qui encombrent mon cœur,	je me laisse envahir par Dieu
J'abandonne mon moi égoïste	pour recevoir le Christ, le laisser demeurer en moi
Je meurs au vieil homme	pour que naisse en moi l'Homme nouveau
Je me perds en Dieu	pour qu'Il inonde tout mon être
Je m'abandonne en confiance	je me reçois de Dieu qui me crée
Je me repose dans l'Amour	je me laisse pénétrer en lui

Je sens ma faiblesse	une force passe en moi qui n'est pas de moi
Je redeviens « petit enfant »	pour renaître de l'Esprit

et l'attitude qui résume tout :

TEL QUE JE SUIS (acceptation)	JE SUIS AIMÉ (accueil de l'Amour)

5. LE SOUFFLE, TÉMOIN DE L'ACCUEIL QUE JE FAIS DE LA PAROLE

C'est un fait d'expérience : au contact des personnes et des événements de l'existence, les fluctuations de notre souffle révèlent la manière dont nous accueillons ces personnes ou ces événements. Aussi ce sera une forme de méditation possible que de se rendre attentif « à la palpitation mouvementée de sa propre respiration, à ce qu'elle traduit et trahit immanquablement du sort que, dans ma propre vie, je fais à la Parole. Si je murmure : « En tes mains, Seigneur, je remets mon esprit » et que mon souffle demeure court, haletant, tourmenté, ne trahit-il pas une inquiétude devant une angoisse qui dément ce que mes lèvres prétendent dire. Il faut alors que longuement, sur cette parole, je m'abandonne, j'apaise et j'élargisse mon soufle [102]. »

N'y a-t-il pas dans la qualité du souffle une vérification inattendue de la force de pénétration de la Parole dans les profondeurs du cœur ?

6. ENTRER DANS LE RESPIR DU CHRIST

Communiquer profondément avec quelqu'un, n'est-ce pas en quelque sorte respirer à l'unisson avec lui, entrer dans son respir ? Communier avec le Christ dans la prière,

102. A.-M. BESNARD, *La Vie spirituelle*, juill.-oct. 1978, p. 794.

ce sera respirer selon le souffle qui correspond aux fruits de l'Esprit qu'Il nous a laissés. Ces fruits sont « charité, joie, paix, longanimité, serviabilité, bonté, confiance dans les autres, douceur, maîtrise de soi » (Ga 5, 22-23). A ces fruits correspondent autant de formes de souffles : « Le souffle *ouvert* et cordial de la charité, le souffle *dilaté* de la joie, le souffle *long* et tranquille de la paix, le souffle *patient* de la longanimité, le souffle vivace et *serein* de la serviabilité, le souffle *chaud* de la bonté, le souffle *détendu* et régulier de la confiance dans les autres... Quiconque se laisse travailler par le souvenir de Jésus de telle manière qu'il éduque en lui ces formes du souffle juste, accomplit une méditation à la fois subtile, simple, efficace [103]. »

Ce genre de méditation fait l'économie des mots. A la limite, il n'en faut qu'un : le nom de *Jésus*. Nous y reviendrons.

7. Prière trinitaire

Cette forme de prière est basée sur la signification de la dynamique respiratoire :

— L'inspir est ouverture à l'autre, accueil, communion.

— L'apnée haute correspond à la surprise, la stupéfaction, l'étonnement.

— L'expiration lente, à l'intériorisation, la concentration.

Au plan de la prière :

— L'inspir sera vécue comme un accueil du *Christ*, ouverture à sa Joie, communion à sa Vie en Plénitude.

— L'apnée haute sera vécue comme émerveillement de ce que Dieu fait pour moi, admiration devant son œuvre de salut dans le monde par son *Esprit* qui est en moi et dans l'Univers.

103. *Ibid.*, p. 795.

— L'expir enfin sera repos dans l'Amour, retour à ma source profonde, le sein du *Père*.

8. Offrande de soi et communion a Dieu

Pour finir, revenons à ce qui a été évoqué au n° 4, le mouvement incessant d'offrande de soi et d'accueil du Seigneur pour une communion totale avec Lui, qui est l'essentiel de l'état de contemplation. Le rythme respiratoire, dans sa simplicité, est un rappel constant et un support merveilleux de ce double mouvement :

Dans l'expiration, je me donne, je m'abandonne, je me repose en « Lui ». Dans l'inspiration, j'accueille, je me laisse nourrir par Lui, pénétrer par son Amour.

Dans l'expiration, je *me joins à l'offrande du Fils*, à sa mort par obéissance d'amour, je vis l'abandon absolu. Dans l'inspiration, c'est *l'union parfaite* : moi en Lui, Lui en moi.

Je m'offre à l'Amour (expir) pour qu'il envahisse tout mon être (inspir) et ainsi j'entre dans le Mystère d'amour parfait qui est la vie même de Dieu, je participe à l'échange éternel de la Trinité. Entrer dans ce mouvement d'offrande du Fils à son Père pour que Dieu puisse témoigner à travers nous de sa Présence parmi les hommes, c'est le cœur de la mystique chrétienne [104].

104. On trouvera dans l'enregistrement sonore (cassette « Yoga et prière »), une séquence « La respiration comme support de prière » par Jean-Michel Dumortier.

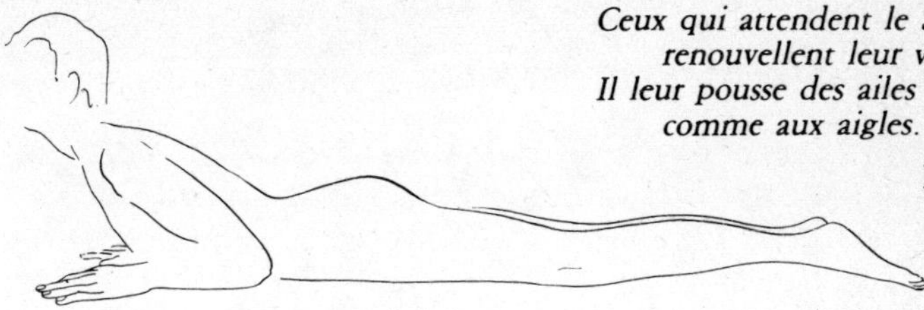

Ceux qui attendent le Seigneur
renouvellent leur vigueur.
Il leur pousse des ailes
comme aux aigles.

Is 40, 31

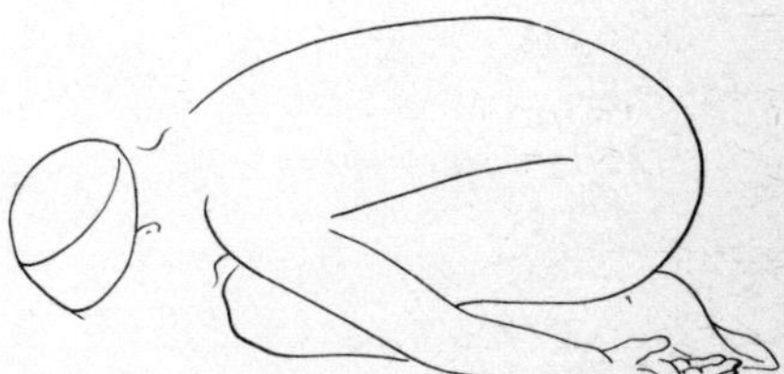

Entrez, courbons-nous, prosternons-nous.
Adorons le Seigneur qui nous a faits.

Ps 94, 6-7

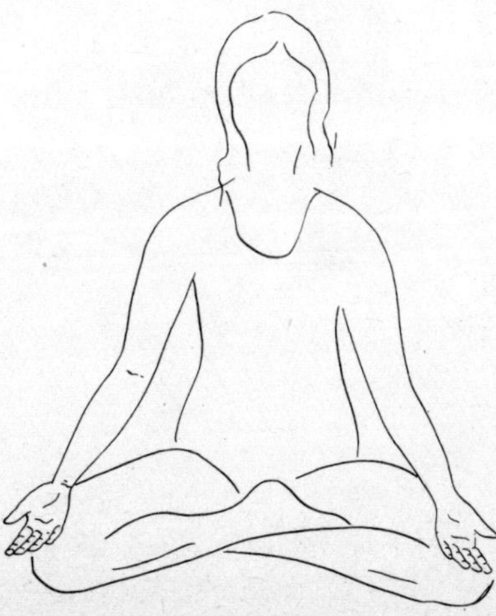

Ouvre large la bouche
et Je l'emplirai.

Psaumes

IV

MANTRAS ET PRIÈRE DE JÉSUS

Il n'y a pas sous le ciel d'autre nom (que celui de Jésus) *par lequel nous puissions être sauvés.*

Actes des Apôtres 4, 12

I. LE MANTRA HINDOU

Dans beaucoup de traditions spirituelles, pour arriver à la prise de conscience ininterrompue de la Présence de Dieu, il existe un procédé qui consiste à répéter inlassablement une formule sacrée, un mot signifiant Dieu ou une phrase brève qui le révèle. C'est, chez les Musulmans, le *dhikr* ou remémoration. C'est, en Inde, le *nama japa*[105], répétition d'une formule sacrée appelée *mantra.* Répétés depuis les temps immémoriaux, ces *mantras* sont imprégnés d'une puissance particulière qui unifie les énergies habituellement dispersées et contrariées, permet de venir à bout des forces les plus résistantes. Selon certains auteurs, l'étymologie signifierait : « outil qui aide la pensée à se manifester ». Le

105. *Nama :* nom, *japa :* murmure-prière.

mantra mène à des expériences profondes et ne doit pas être pratiqué inconsidérément.

Deux facteurs concourent à son efficacité :

— *la vibration* (mise en avant dans le *Raja-Yoga*) qui fait pénétrer dans les couches plus profondes et plus subtiles de la conscience. Elle permet d'harmoniser les vibrations personnelles et celles de l'univers [106].

— *la signification* (mise en avant par le *Bhakti-Yoga* et le *Jnana-Yoga*). Bien que le mantra ne soit pas destiné à l'intellect, on ne peut faire totalement abstraction de sa signification, bien qu'on ne puisse, en le récitant, chercher à épuiser intellectuellement son sens.

Plus il est bref, plus il est efficace et puissant. La monotonie et la répétition sont des moyens de restreindre la conscience réflexive du sujet au profit d'une plongée dans les profondeurs du psychisme. Le plan réflexif est abandonné au profit du plan intuitif.

C'est une sorte de musique contemplative qui purifie des pensées négatives et dirige l'être tout entier vers le « spirituel ». Au dire du Mahatma Gandhi : « Le mantra devient le soutien de la vie et aide l'homme à triompher de toutes les épreuves. Ce ne sont pas des répétitions vides, car chacune a une nouvelle signification qui vous transporte de plus en plus près de Dieu [107]. »

Le mantra le plus connu de l'Orient est certainement : « Om mani padme hom ! » : « le joyau dans le lotus » qui exprime la conviction de la Présence divine en l'homme. Mais le plus ancien et le plus efficace est le mantra monosyllabique AUM avec sa variante contractée OM.

106. Par l'effet vibratoire, il y a modulation de l'énergie vitale (*prana*), dynamisation de toutes les cellules du corps et activation des *chakras* (centres d'énergie) si les vibrations sont amenées dans les *nadis* (conduits d'énergie) qui longent la colonne vertébrale.

107. *Le remède infaillible*, 1947.

Le mantra Aum

La voyelle primordiale (A) est assombrie en (O) et prolongée en vibration nasale (M). Suit un quatrième temps, le plus significatif : le silence total qui symbolise le retour au silence essentiel (Brahman) d'où a jailli la manifestation. Pour l'hindou, AUM est caractéristique de son expérience du divin. Quand il pénètre dans ses profondeurs, il découvre le mystère silencieux du Brahman, l'absolu ou les notions sont dépassées. L'esprit *s'avoue incapable de nommer la Présence et se tait.* Le AUM est « un moyen privilégié de représenter cette expérience et d'y conduire [108] ».

Il doit être prononcé avec l'être tout entier et vibrer dans toutes les parties de l'organisme : le A est allongé, le U prononcé OU est plutôt bref, tandis que le M vibre assez longuement entre les yeux « dans le masque ».

On peut le chanter à haute voix en le faisant monter de l'abdomen (A) vers le thorax (U) pour aboutir dans le front (M) ou encore en partant du dos (A) vers le cœur (U) et le devant de la poitrine (M). On peut le dire à voix très basse, à peine audible ou même se contenter de le murmurer mentalement. C'est alors qu'il est le plus efficace.

II. MANTRAS CHRÉTIENS

Le chrétien peut très bien reprendre le OM pour exprimer l'anéantissement de la parole et de la pensée devant le mystère ineffable de Dieu. C'est comme le dernier support de l'esprit avant la perte dans le grand silence de la Divinité. Swami Amaldas parlera de la pratique chrétienne du OM ; aussi nous n'y insisterons pas davantage. Signalons simplement la beauté de ce chant quand il est pratiqué par un groupe à la fin d'une méditation. Cette syllabe semble

108. Henri Le Saux, *Les yeux de lumière...*, p. 42.

sortir naturellement du silence et exprimer quelque chose du mystère où chacun a plongé.

Une remarque concernant la langue à utiliser pour les mantras [109]. L'efficacité du mantra est liée en grande partie aux résonances profondes qu'il a dans l'inconscient. L'Occidental adulte qui se met à chanter des mantras en une langue qui n'est pas celle de son enfance, ni celle de sa culture ne peut en retirer les mêmes fruits que celui qui les a entendus depuis toujours dans sa propre langue. Aussi mieux vaut, au dire de certains maîtres hindous, utiliser les mantras de sa propre tradition. La liturgie chrétienne est riche de ces formules souvent répétées : *Kyrie eleison, Amen* (dont la sonorité rappelle OM), *Alleluia, Gloria in excelsis Deo, Maran Atha* (viens, Seigneur Jésus), etc. Il est certain que dans la tradition chrétienne le sens du mantra prévaut sur son aspect vibratoire, mais celui-ci n'est pas absent ; aussi on aura intérêt à garder la langue originelle.

On peut aussi choisir de courtes phrases en français. Voici, à titre purement indicatif, car chacun peut avoir ses préférences, une liste de mantras pouvant se placer à différents moments du rythme respiratoire.

1. Mantras pouvant être pratiqués sur l'expir-inspir.

SUR L'EXPIR	*SUR L'INSPIR*
Demeurez en moi	et moi en vous
Ce n'est pas moi qui vis	C'est le Christ en moi
Le Père et moi	nous sommes un
Qui perd sa vie	la gagne
Je t'aime	Tu m'aimes

2. La série suivante commence sur l'inspir et se termine sur l'expir :

109. Pamphile, *Pour vivre en yoga*, Epi, 1978, p. 107.

SUR L'INSPIR	*SUR L'EXPIR*
Jésus	Père
Jésus	ma Paix (ou ma Force, ou ma Joie)
Jésus	Amour
Lui	moi
Venez à moi	vous trouverez le repos
Tu es avec moi	rien ne peut m'ébranler
Sans moi	vous ne pouvez rien faire
Je peux tout	car Tu es ma force

3. Série à pratiquer sur L'INSPIR SEULEMENT

Viens, Esprit Saint
Viens, Seigneur Jésus (ou « Maran Atha » [109 bis])

4. Série à pratiquer sur l'EXPIR SEULEMENT

Demeurez en mon amour
Oui, Père, me voici
Que Ta volonté soit faite (ou soit fête, comme disait un enfant)
Que Ton Règne vienne (ou que ton rêve vienne, comme disait un autre)
Tu as posé Ta main sur moi

5. SUR LA RÉTENTION POUMONS PLEINS (apnée haute)

Je vous laisse ma joie
N'ayez pas peur

6. SUR LA RÉTENTION POUMONS VIDES (apnée basse)

Je vous laisse ma paix
ou tout simplement le nom de *JÉSUS* ou celui de *PÈRE* (Abba)

On veillera à ne pas être esclave des formules. Seul l'abandon à Dieu peut nous unir à Lui. Dès que la répéti-

109 bis. Ap 22, 20 : en araméen *Le Seigneur vient* ou « Marana tha » : *O, Seigneur viens !*

tion devient surcharge, n'hésitons pas à la laisser, quitte à la reprendre un peu plus tard. De même, il est bon de changer de formule avant d'arriver à saturation. Le mantra, par son rythme, par sa valeur de préparation psycho-physiologique est un moyen puissant et traditionnel, même en Occident. Même si leur pratique a pu être grevée de lourdes erreurs, les litanies avec leurs « ora pro nobis », le Rosaire avec ses « Ave Maria » ont porté la prière de nombreuses générations de chrétiens.

Un très bon exemple actuel d'inclusion du mantra dans une pratique authentiquement chrétienne nous est présenté par Gérard Charrier[110]. Le mantra choisi est une invocation traditionnelle de la liturgie : « Deus in adjutorium meum, intende[111]. » Il est chanté en fixant successivement l'attention sur le *Chakra manipura* (ventre), puis sur *Anahata chakra* (cœur), enfin sur *Ajna chakra* (entre les yeux). C'est un appel à l'Esprit-Saint pour qu'Il pénètre et purifie l'homme tout entier : les reins (pulsions), le cœur, la pensée.

Le chant grégorien qui est né dans des milieux tout imprégnés de prière continuelle peut être considéré comme l'équivalent des mantras. Au-delà des changements et perturbations de la terre, il est toute sérénité et paix. Il transporte la conscience hors du temps et prépare ainsi la prière contemplative.

De façon plus générale, la musique peut être utilisée comme approche du monde divin : « Je me demande si ce n'est pas par la musique que nous entrons le plus facilement en contact avec nous-même, avec cette partie secrète de nous-même que le monde nous cache, avec Dieu peut-être[112]. »

110. Revue *Cahiers du Val*, 1978, f. 44, pp. 123 sv.
111. Seigneur, viens à mon secours, Ps 69, 2.
112. Julien GREEN, *Journal*.

III. LA PRIÈRE DE JÉSUS

Dans la tradition chrétienne existe un certain équivalent du *nama japa* hindou. C'est « la prière de Jésus » ou « prière du cœur » ou encore « prière hésychaste »[113]. C'est une pratique qui date des origines du christianisme et qui a connu, grâce à sa simplicité, un immense succès dans l'Orient chrétien. Elle commence à être adoptée en Occident par de nombreuses personnes car elle répond à un besoin profond d'intégrer le corps à la prière.

Elle consiste à prononcer, en synchronisant avec le souffle, le nom de Jésus ou une formule où ce nom est inséré. En voici la description par saint Siméon le Nouveau Théologien : « Demeure assis dans le silence et dans la solitude, incline la tête, ferme les yeux, respire plus doucement, regarde par l'imagination à l'intérieur de ton cœur, rassemble ton intelligence, c'est-à-dire ta pensée, de ta tête dans ton cœur. Dis sur ta respiration : « Seigneur, Jésus Christ, ayez pitié de moi » à voix basse, ou simplement en esprit. Efforce-toi de chasser toutes pensées, sois patient et répète souvent cet exercice[114]. »

La formule peut être ramenée au simple nom de Jésus, invocation qui peut être pratiquée en tout temps, en tout lieu. Il suffit de se mettre en état de recueillement intérieur, d'implorer l'aide du Saint-Esprit et de prononcer le nom sans tension ni hâte.

Le deuxième élément de la prière, *une certaine méthode corporelle*, est aussi simple : immobilité du corps, respiration régulière, fixation des yeux sur le cœur et répétition incessante en synchronie avec le souffle.

On peut dire les mots avec les lèvres ou mentalement. Sur l'inspir : « Seigneur Jésus Christ ». Sur l'expir : « Fils de Dieu ». Sur l'inspir à nouveau : « Aie pitié de moi ».

113. De *hésychia* qui, en grec, signifie la paix.
114. Cité dans *Récits d'un pèlerin russe*, p. 30.

Sur l'expir : « pécheur ». Sur l'inspir, je fais pénétrer dans mon cœur le Nom et la Personne de Jésus. Et sur l'expir, je lui demande de purifier mon cœur de toute souillure.

Au degré supérieur de la pratique, la prière ne comporte plus aucun mouvement de la pensée : elle s'installe dans le « cœur », ce lieu privilégié de la rencontre avec Dieu. C'est l'expérience du Saint-Esprit qui peut rayonner sur le corps tout entier qu'elle transfigure.

L'analogie avec l'Inde est frappante : celle-ci dans sa pratique contemplative a toujours été attentive au mystère du « cœur », qu'elle appelle la « crypte intérieure », la *guha* des Upanishads.

> « Difficile à percevoir, abyssal, caché dans le fond, résidant dans le fond, primordial, plus fin que le fin, plus grand que le grand, caché au cœur de la créature, ici, est le Soi ... le Soi intérieur à toute chose, l'unique Maître [115]. »

Mais gardons-nous d'assimilations trop hâtives. Le P. Monchanin a étudié la technique yogique du mantra et la méthode hésychaste dans leurs contextes respectifs. Il conclut par la constatation de leur indépendance. Des analogies existent, certes : position repliée (*asana*), répétition d'une formule (*japa*), contrôle du souffle ou rétention (*pranayama*), concentration mentale sur le cœur (travail sur les *chakras*), perception physique d'une lumière et état final de paix et de béatitude (*kaivalya*). Mais les différences sont notables : comparées au pranayama, la technique respiratoire de l'hésychasme reste rudimentaire et l'ascension de la Kundalini vers le haut est tout à fait ignorée. Il ne rejette pas cependant la possibilité d'une dépendance indirecte à travers le soufisme. « Un phénomène de convergence » suffit à expliquer les analogies : « une méthode de libération de l'esprit dans le corps et par le corps ». Mais

115. *Katha-Up*, cité par Henri LE SAUX, *Eveil à soi, éveil à Dieu*, Centurion, 1971, p. 115, n. 6.

l'arrière-fond doctrinal est nettement distinct. Les sources de la « prière de Jésus » sont exclusivement chrétiennes et grecques [116].

REMARQUES AU SUJET DE LA PRATIQUE

Ce ne sont pas des moyens techniques qui peuvent nous faire entrer en état de contemplation. Le seul moyen de rencontrer le Seigneur, c'est *l'abandon et l'amour*. Tout au plus ces méthodes peuvent-elles nous préparer en apaisant le psychisme. S'il ne faut pas en nier la valeur, il ne faut pas la majorer. On notera que la frontière entre préparation à la prière et prière proprement dite reste ténue. Certains seront déjà « en oraison » dans la phase préparatoire.

— On ne peut négliger l'insistance de la tradition sur la nécessité de *purifier le regard intérieur*, l'intention, le désir [117]. La « garde du cœur » est plus que jamais nécessaire dans un monde où tout est axé sur la possession, l'érotisme, la jouissance. A quoi servirait-il de répéter le Nom de Jésus sans s'efforcer de « passer » avec Jésus de la vie de l'ego (vieil homme) à celle d'Agapè (homme nouveau) ?

— Avec la purification du cœur, il faut souligner un autre point essentiel : *le retour de l'esprit dans le cœur* qui est un don de la grâce et que les techniques corporelles peuvent seulement préparer.

Théophane Govorov, au XIXe siècle, opère une séparation radicale entre la prière de Jésus et les techniques psychophysiologiques, pour préserver la pratique de cette prière de toute déformation due à la majoration de la valeur des techniques : « Il faut se rappeler que, de notre part, il y a seulement l'effort, tandis que la réalité elle-

116. J. MONCHANIN, *Mystique de l'Inde, mystère chrétien*, Fayard, 1974, pp. 109, 117.

117. Les Pères anciens ne séparent pas la « prière du cœur » de la « *nepsis* » (sobriété, ascèse).

même, c'est-à-dire l'union de l'intelligence avec le cœur, est un don de la grâce, accordé quand et comme le veut le Seigneur[118]. »

Ces réactions nous rappellent utilement que les méthodes corporelles, si elles ont toujours été honorées[119], ne sont que des *béquilles*, des supports pour l'âme et, pour le corps, des moyens de le transformer en bon « instrument » de prière : « Pour porter les aliments à la bouche, tu peux te servir d'une fourchette ou de tes doigts, mais tu ne manges pas tes doigts. Comme la fourchette, ils (ces moyens) ne sont que des instruments[120]. »

LES FRUITS DE LA PRIÈRE DU CŒUR

Après ces mises au point, on peut énumérer quelques fruits de la « prière du cœur ».

Au plan psychologique, elle libère de l'instabilité mentale, aide à *fixer l'attention*. En fournissant à l'esprit un minimum d'activité, elle lui permet de ne pas être victime des distractions.

Au plan spirituel, elle conduit l'âme *vers son centre*, vers la source de l'être, là où Dieu l'attend pour le dialogue d'Amour. Elle permet de nous unir à Dieu, de nous rendre présent à sa Présence, de le percevoir comme « plus intime à nous-même que nous-même » (saint Augustin), réalisant qu'il est notre souffle, notre vie. Elle nous *introduit ainsi à la prière contemplative*.

C'est une des méthodes les plus efficaces pour nous disposer à l'oraison et *transformer en prière toute la vie*, étant donné sa simplicité.

118. Cité dans *La prière de Jésus par un moine de l'Eglise d'Orient*, pp. 58-59.

119. Dans les Exercices de S. Ignace, on trouve le conseil de « prier sur le rythme respiratoire », nn. 258-260.

120. Un moine du Mont Athos, *Vie spirituelle*, janv.-fév. 1979, p. 117.

Elle nous donne un juste sens du péché personnel et collectif : en expirant, j'exhale mon propre péché et celui du monde ; en inspirant, j'appelle la miséricorde de Dieu et j'implore la guérison du corps malade qu'est l'humanité.

Elle nous mène à l'expérience profonde de la divinisation, rend « sensible » (au niveau du cœur, non de la sensibilité) la Présence de Dieu au centre de notre être.

Enfin, elle transforme la vie spirituelle dans le sens de la *simplification*, de l'unification. Si je laisse croître le Nom de Jésus dans mon âme, mon *ego* dont mon péché découle, diminue, je revêts davantage le Christ, je l'intronise dans mon cœur. Et je laisse son amour se déverser, à travers moi, sur chaque homme.

Si nous prenons l'habitude de prononcer le Nom de Jésus sur les éléments de la nature, sur les personnes que nous croisons, nous transfigurons le monde. Après avoir laissé Jésus Christ nous transfigurer, nous lui permettons de *transfigurer le monde*[121].

121. Un moine de l'Eglise d'Orient, *La prière de Jésus*, Chevetogne, coll. « Livre de vie », 1963, pp. 79-81. — MICHAELLE, *Priez, priez le Nom*, à paraître prochainement aux Ed. du Cerf.

V

L'ASSISE MÉDITATIVE ET LA MÉDITATION CONTEMPLATIVE

Une âme ne peut être véritablement
nourrie, fortifiée, purifiée...
que par cette plénitude
du moment présent.

Père J.-P. de CAUSSADE

Prier, qu'est-ce autre chose que se tenir « devant » Dieu, être en sa Présence ? Toutes les traditions spirituelles ont reconnu l'importance d'une posture juste et équilibrée pour le centrage de la conscience qui permet l'éveil spirituel et la présence.

En Occident, nous n'accordons que peu d'importance à ces postures, sauf exception. Maître Eckhart, à qui l'on demandait : « Qui t'a sanctifié, frère ? » répondit : « Cela est arrivé grâce à la pratique de l'assise en silence, ainsi qu'à mes pensées élevées et à mon union à Dieu. »

En Orient, on connaît ces postures qui permettent de s'unir avec les profondeurs de soi-même, et favorisent l'éveil d'une nouvelle sorte de conscience. On pense tout de suite au fameux « lotus » ou à ses variantes. Il faut reconnaître que bien peu d'Occidentaux peuvent les pratiquer. Nos muscles, notre squelette ne sont pas préparés à s'y adapter. Vouloir les prendre à tout prix ne peut qu'amener de graves inconvénients. En revanche, on ne sera jamais assez exigeant sur la *justesse parfaite* de la position.

Pour la plupart des Occidentaux, la meilleure posture de méditation sera l'assise toute simple sur une chaise, à bonne hauteur, ni trop dure, ni trop rembourrée. On peut aussi, en s'approchant davantage des postures traditionnelles en Orient, adopter la posture du « diamant » en s'aidant éventuellement d'un petit banc [122] pour éviter l'écrasement douloureux des pieds [123]. Mais la position recommandée, pour ceux qui peuvent la prendre, reste l'assise classique, jambes croisées par devant, avec ou sans coussin [124].

Un point très important est l'enracinement dans le centre vital.

L'ENRACINEMENT DANS LE CENTRE VITAL

Pour travailler ce point en vue d'une meilleure assise, on se met en position debout, pieds un peu écartés, pour avoir un bon équilibre. Je me sens ancré en moi-même et pourtant bien relié à la terre par la plante des pieds parfaitement décrispée. Les yeux fermés, je *sens mon corps par l'intérieur*. A certains endroits se manifestent des tensions. J'essaie de les relâcher. Je sens le va-et-vient de ma respiration. Je me laisse glisser dans l'expiration, me relâchant dans les épaules, les laissant glisser vers le bas comme pour me débarrasser d'un manteau devenu inutile. En fin

122. Fig. 1.
123. Cf. *Le corps et la prière*, Ed. du Feu nouveau, brochure 32 pages. Intr. de H. CAFFAREL.
124. Fig. page d'exergue.

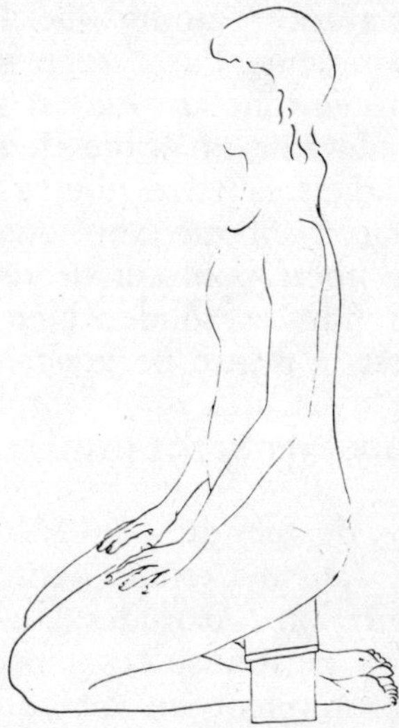

Fig. 1

d'expiration, je m'installe dans mon bassin. C'est d'un même mouvement que je sens l'affaissement des épaules et *l'ancrage dans le bassin.*

Enfin, je libère le bas-ventre de toute tension. A l'inspir, les flancs et la partie située au-dessus du nombril prennent un peu de volume. A l'expir, ces deux régions se rétractent et le bas-ventre s'avance, tandis que la région lombaire prend aussi de l'ampleur. J'ai l'impression de prendre la forme d'une pyramide dont le socle est solidement posé au sol, ou encore de devenir un arbre dont les racines plongent puissamment dans la terre nourricière. Je continue à respirer de cette façon en mettant toujours *plus de force dans le bas-ventre,* libéré pourtant de toute tension. Je me sens à la fois détendu et solide, bien centré dans mon Hara [125]. Le Hara est le centre de gravité juste, non pas un point géométrique mais une zone remplie de force, située en-dessous du nombril, entre les hanches.

Dans cet exercice, il ne s'agit pas de prendre une attitude physique mais de prendre conscience de mes attitudes fausses habituelles, dans ma tenue, dans mes tensions internes, dans ma respiration. Attitudes fausses de mon corps, mais surtout de ma personne. Les tensions dans la partie supérieure du corps révèlent un moi dominateur, craintif, possessif. Les abandonner me permet de vivre de nouveaux rapports avec le monde, avec les autres, avec Dieu. Percevoir ma station verticale à partir de mon bassin, c'est me rendre capable d'être là pleinement. Etre relié à mon centre vital, c'est me rendre capable d'évoluer, de me transformer, *de m'ouvrir à l'Etre.* Si je suis bien ancré dans mon centre, je ne vais pas tarder à sentir une détente physique, bien plus, une libération intérieure, comme si je sortais d'une longue captivité. Quand je me lâche vers le bas, j'abandonne toutes les barrières que mon moi craintif s'est

125. Cf. K. Graf DÜRCKEIM, *L'homme et sa double origine,* Cerf, 1977, pp. 144-55.

fabriquées pour défendre sa sécurité. Je passe d'un état de méfiance et de tension à un état de *confiance et d'abandon*. Quand je suis relié à mon centre de gravité juste, je me sens en terrain sûr. Je peux m'y appuyer, m'y reposer. Et cela n'est pas le fruit d'une préoccupation volontaire.

A partir de cet appui, je vais pouvoir me développer. Dans cette terre nourricière de mon être retrouvé, je vais pouvoir plonger mes racines et grandir. Ainsi, le mouvement vers le bas n'est qu'une condition d'un mouvement vers le haut, qui m'« élève », *me construit*. Effectivement, dans cette position, je sens, partant de la racine de la colonne vertébrale une force qui monte dans le dos, dans la nuque et se prolonge à l'infini vers les astres. J'ai l'impression de grandir physiquement et intérieurement.

PRATIQUE DE L'ASSISE JUSTE

1. *Recherche de la stabilité horizontale*. Ce qui importe avant tout, c'est la stabilité horizontale. J'installe mon corps comme une croix : une branche horizontale traversée en son milieu par une verticale. Par de légers balancements latéraux, je cherche à répartir également le poids du corps sur les deux pointes du bassin. Quelle que soit la position adoptée, les genoux doivent être plus bas que les hanches pour que la force du centre vital puisse pénétrer dans le bassin.

2. *Recherche de la verticale*. Sur ce socle solide et équilibré, je dresse alors la colonne vertébrale en l'étirant vers le haut, comme un brin d'herbe bien droit, mais jamais crispé. Si je casse les reins, si j'ai le dos courbé, je me sens avachi, manquant de présence et d'éveil. Si je me redresse, je me sens vraiment moi-même et disponible, libéré de toute forme artificielle créée par le faux moi, libéré aussi de la dissolution.

Le bas du corps semble s'enfoncer dans la terre, le sommet du crâne semble attiré vers le ciel. Je suis là, présent de tout mon être, solidement enraciné dans le terrestre, trait d'union vivant entre la terre et le ciel. J'ai conscience de mon appartenance à l'une et à l'autre.

3. *Détente de la nuque, des épaules et des bras.* La nuque, une des zones les moins stables du corps, est à surveiller. Le centre de la tête doit être à la verticale de la colonne vertébrale. Une ligne droite partant du lobe de l'oreille doit pouvoir tomber sur l'épaule. Pour cela, je rétracte le menton jusqu'au point de sentir une petite douleur derrière les oreilles, sans forcer. Pour maintenir ce retrait du menton, sans raideur, je dois exercer une certaine force. Cette force, je la sens en relation avec la force du bas-ventre (dont il va être question).

Les épaules et les bras sont détendus. Si besoin est, j'agite un peu les bras, les mains venant se placer là où elles veulent, tournées vers le bas ou vers le haut, ou encore posées l'une sur l'autre, paumes vers le ciel, les pouces se faisant face, sans pression. Le pouce et l'index peuvent aussi former un cercle [126].

4. *Stabilité et force dans le bas-ventre.* Je cherche dans mon ventre l'endroit où je me sens parfaitement en équilibre. J'élargis mon bassin, je libère le bas-ventre et je sens mon poids descendre dans cette région. Tandis que le haut du corps s'allège, je sens dans l'abdomen une stabilité inébranlable. Je suis enraciné, confortablement « assis-dans-mon-bassin ».

Ce noyau central, siège de l'être vital, n'est pas perçu anatomiquement mais de l'intérieur, par l'intuition.

Pour mettre ma force dans le bas-ventre, j'utilise ma respiration : à la fin de chaque inspir, le hara se remplit de force. A chaque expir, le bas-ventre gagne en fermeté. *Les*

126. Fig. 2.

expirations viennent du fond du ventre et s'écoulent larges et puissantes, tendant agréablement les muscles du ventre... Sur l'inspiration, l'air pénètre de lui-même dans la région au-dessus du nombril, amenant une petite dilatation, tandis que le bas-ventre reste ferme.

Pendant l'assise, un léger mouvement de balancement d'avant en arrière peut se produire. La verticale du dos n'est pas rigide et morte, mais souple et vivante : un brin d'herbe qui vibre.

Trouver le rythme naturel de la respiration n'est pas si facile que cela peut paraître. Car les pensées, les émotions, viennent sans cesse le modifier et le fausser. Pour le retrouver, on gardera autant que possible l'immobilité corporelle absolue et le silence intérieur.

Peu à peu, s'installe un rythme calme où l'expiration est plus longue que l'inspiration... Je laisse faire. Je deviens rythme, je prends conscience que cette respiration, c'est moi. En deçà de l'effort volontaire pour respirer, j'écoute en moi *la source de ma respiration.* Je sens le grand rythme de la vie, le rythme de l'univers qui passe par mon souffle. J'ai l'impression *d'être respiré* plutôt que de respirer.

POINTS A SURVEILLER

Au cours du silence qui suit, je veille aux points suivants :

— la colonne vertébrale a tendance à s'infléchir. C'est le signe d'un repliement sur moi. Quand je m'en aperçois, je la redresse et *l'étire* doucement. Je sens combien cet étirement m'aide à retrouver le contact avec la Présence.

— La nuque a tendance à se raidir. De petits mouvements du cou aideront à lui redonner la souplesse nécessaire.

L'assise juste me fait prendre conscience de certaines attitudes fausses :

— poitrine rentrée, tête baissée, reins cassés, c'est l'atti-

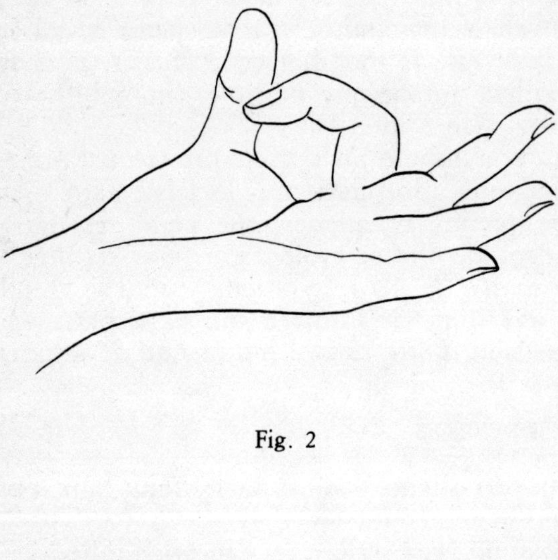

Fig. 2

tude de l'homme qui n'est pas du tout présent ou qui a peur d'être ce qu'il est.

— torse bombé, menton vers le haut, épaules crispées, reins creusés, c'est l'attitude de celui qui veut paraître plus que ce qu'il est.

L'attitude juste (bien d'aplomb et lien avec le centre), traduit que je m'accepte tel que je suis. Je suis présent, *ici maintenant*, avec toute ma personne. Je ne pense ni au passé ni au futur, je suis *disponible* pour *l'écoute* et la *relation personnelle*.

La pratique de cette posture apporte une meilleure stabilité, une meilleure possibilité de m'affirmer dans l'existence, une plus grande confiance en moi pour servir les autres, selon mes dons, sans crainte injustifiée. Enfin et surtout, c'est une attitude de grande réceptivité au Tout-Autre, à la réalité transcendante. Elle favorise *l'ouverture* à l'Etre.

ÉCOUTE ET SILENCE

La méditation chrétienne est essentiellement écoute : « Ecoute-moi bien, mon peuple. Tends l'oreille vers Moi » (Is 51, 4-5).

Il y a une manière d'accueillir les sons et les bruits qui amène au silence intérieur. L'exercice suivant peut être utile : j'écoute les vibrations d'un objet à percussion pure (une clochette par exemple) ou le son d'une flûte. J'écoute la vibration commencer, s'amplifier puis disparaître. J'écoute ensuite l'intervalle entre les sons. Puis, à la fin, j'écoute encore l'écho en moi. J'accueille, *je laisse entrer en moi le silence*. Je peux faire la même chose avec les bruits extérieurs [127], ou le bruit de ma respiration ou encore le

127. Sur l'écoute du silence de la nature comme ouverture à la Réalité Suprême, voir MICHAELLE, *Hatha-Yoga et croissance de l'homme en Occident*, Cerf, 1979.

bruit des battements de mon cœur. Ces bruits sont amplifiés si je pratique en me bouchant les oreilles.

Si l'on s'exerce souvent à cette écoute, « on commence à faire l'expérience de soi-même devenu silence. Cette expérience est celle d'une sorte de réconciliation intime [128]. » Et quand nous retournons vers les autres, « c'est la perception d'une proximité si immédiate qu'elle nous fait tressaillir et qui n'a plus rien de commun avec celle de nos accointances et de nos voisinages superficiels. D'emblée, nous sommes enfoncés dans un univers où le bavardage n'est même physiquement plus possible, dans une présence à tous, à Dieu, aux choses, à soi-même, qui pourrait bien être une parabole fugitive du Royaume de Dieu [129]. »

LE REGARD CONTEMPLATIF

Il y a de même un regard qui induit au silence. C'est le regard « bienheureux et purifié du pèlerin » que décrit A.-M. Besnard dans un merveilleux petit livre consacré à la spiritualité du pèlerinage [130], « un regard qui va droit aux choses, nullement agressif mais plein au contraire d'acceptation préalable, un regard qui admire ... qui considère et ne s'attarde pas ... qui ne colle pas aux êtres et où l'on ne peut lire le plus imperceptible désir de les modifier ou de les ravir... » Ce regard du pèlerin « qui n'accepte de se laisser prendre que pour s'exercer à se déprendre » l'introduit au vrai silence. « Car toute chose est silence et parabole de silence, étant coïncidence accomplie avec elle-même, repos parfait de son indestructible existence ». « Peut-être les choses nous ont-elles été données pour nous révéler le silence, elles qui ont ceci sur nous qu'elles ignorent le bavardage et qui nous rappellent constamment à la gravité de l'existence ».

128. A.-M. BESNARD, *Par un long chemin vers Toi*, Cerf, 1978, p. 46.
129. *Ibidem*, p. 47.
130. *Ibidem*, pp. 37 à 45.

Il fallait citer, fût-ce un peu longuement, ces textes, car ils traduisent en contexte moderne une démarche essentielle du yoga : dépouillement et retour à l'essentiel, expérience du désert, silence de nos agitations pour nous retrouver *tels que nous sommes*, pleinement présents à nous-mêmes pour la Rencontre avec l'Absolu et pour le chrétien, avec l'Autre [131].

La méditation contemplative

A un certain moment, celui qui s'exerce à la méditation doit dépasser l'activité du mental. Il faut savoir lâcher les béquilles qui, en leur temps, nous ont permis d'avancer, de peur qu'elles ne deviennent pour nous des idoles [132]. La prière devient alors « contemplative ». Cette « oraison » consiste à se tenir en Dieu dans une attention simple et directe, se perdant en son Amour, se reposant en Lui, s'ouvrant à son action secrète et se laissant faire par Lui au plus profond de notre être : « L'âme ne peut opérer par l'usage de ses sens et le discours de l'entendement quand Dieu la veut mettre en ce vide et en cette solitude où elle ne peut se servir de ses puissances [133]. » On est dans une attitude de pauvreté intérieure, on ne s'attache à aucune pensée.

On rejoint là, dans un contexte différent, certaines pratiques orientales : lâcher-prise, abandon de tout désir. On se contente de ramasser son être ici et maintenant et d'*« être là »*. Il n'y a pas à craindre de ne plus entendre la Parole, car Dieu est là comme Il était dans la Nuée ténébreuse guidant les Israëlites au désert.

131. Sur le silence et ses approches, voir aussi l'excellent petit livre du P. RITTER, *Le silence*, Cerf, 1979.

132. JEAN de la CROIX, *Montée du Carmel*, L. II, ch. 13, donne les signes pour déterminer ce moment critique du cheminement spirituel.

133. JEAN de la CROIX, *Vive Flamme*, III, 3.

Jean de la Croix chante les bienfaits de ce « vide » : « L'âme fait beaucoup plus que si elle opérait avec ses puissances, car Dieu est l'ouvrier. Elle ne s'en aperçoit pas, parce que le sens ne peut comprendre ce que Dieu opère en l'âme pendant ce temps, parce que c'est en silence : « Les paroles de la Sagesse s'entendent dans le silence » (Si 9, 13). »

Le « Docteur mystique » nous apprend que le Tout de Dieu ne s'atteint qu'à travers le rien de la créature. La foi est le seul chemin proportionné à la Transcendance divine :

> « Bien sais-je la Source qui jaillit et fuit,
> Mais c'est de nuit » (Poèmes)

Pour lui, l'oraison est une *voie désertique*, une suspension de tous les appuis naturels, « comme si l'on suspendait quelqu'un en l'air afin qu'il ne respirât » (*Nuit Obscure*, II, 6). Mais cette nuit de la foi est transfigurée de l'intérieur par la présence d'un *« je ne sais quoi » :*

> « Non, jamais pour toute la beauté, jamais je ne me perdrai,
> Mais pour un je ne sais quoi que l'on vient d'aventure à trouver » (Poèmes).

Cette expérience de la Plénitude à travers le rien n'est possible qu'en Jésus-Christ. En Lui, Dieu en personne s'est fait médiateur entre ce Tout et ce rien.

Thérèse d'Avila ne parle pas autrement : « L'oraison n'est rien d'autre qu'un commerce d'amitié où l'on s'entretient souvent et intimement avec Celui dont nous savons qu'Il nous aime » (Vie VIII, 5). Peu importe l'état où nous sommes : joie ou sécheresse. L'essentiel est de « vouloir aussi diligemment que possible conformer notre volonté à celle de Dieu, car il ne s'agit pas de penser beaucoup, mais de beaucoup aimer ». Le Livre des *Demeures* est une description des étapes de cette vie d'oraison : les premiers degrés sont caractérisés par l'activité discursive ; puis vient l'oraison de quiétude qui marque l'entrée dans l'oraison contemplative. Les facultés participent de plus en plus à la vie divine. Progressivement, à travers épreuves et purifications, l'âme est transformée en Dieu : le « mariage spirituel » est le symbole de l'union mystique parfaite.

Ainsi, selon les plus grands maîtres, la méditation contemplative chrétienne se caractérise par l'amour. Pour Thérèse d'Avila, c'est une « relation *d'amitié* », pour Jean de la Croix, une « connaissance de foi générale, obscure et *amoureuse* de Dieu ». Par l'un et par l'autre est affirmée la liberté de l'amour qui est le ressort de cette « oraison ».

VI

PRIÈRES GESTUÉES

Le geste,
c'est l'Homme.
Marcel JOUSSE

Avant de présenter ces prières gestuées, ou postures-symboles, quelques remarques s'imposent pour en préciser le sens et la portée.

Comme on le verra, il ne s'agit pas nécessairement d'*asanas* classiques, mais de postures très simples, vécues dans l'esprit de disponibilité, de présence et d'intériorité, qu'apporte la pratique du vrai yoga.

L'enseignement gestuel n'entre pas à proprement parler dans l'enseignement du yoga, mais il en découle, grâce à l'éveil de la conscience et au souffle qui soutient le geste [134].

134. L'expérience proposée par MICHAELLE dans *Le Pèlerin danseur*, Cerf, 1977, est comme un « yoga du mouvement ». Elle n'aurait pu être élaborée sans l'expérience préalable du yoga.

RETROUVER LE GESTE

L'homme occidental vit dans un abandon pitoyable de son corps. La vie moderne ne lui permet plus de s'exprimer en dehors de certains schémas conventionnels ou fonctionnels liés à l'ère de la machine. Nous souffrons d'un terrible appauvrissement gestuel. Il faut de nouveau faire confiance aux ressources du corps, l'apprivoiser, le remodeler comme le potier modèle son argile.

Apprendre à devenir son corps commence par l'écoute intérieure. C'est pourquoi les disciplines orientales comme le yoga peuvent éventuellement conduire à une rééducation consciente du geste. Celui-ci se situe matériellement dans l'espace extérieur, mais il doit rester en relation avec l'espace intérieur d'où il jaillit. Le corps est un clavier de gestes et d'expressions qui manifestent sensiblement l'être profond. Le geste codifié de l'extérieur n'a aucun intérêt. Nous rechercherons sans cesse le geste habité de l'intérieur, le geste gratuit, inventif, créateur. « Le geste, c'est l'Homme », disait Marcel Jousse[134 bis], ce grand pédagogue qui a redécouvert pour notre siècle l'importance du geste qui restitue à l'homme moderne « ses racines et sa fraternité cosmique »[135]. Il est certain que la vie occidentale est hypercérébralisée. Tout est ramené à la compréhension intellectuelle. N'est-il pas urgent de faire appel à la force vitale endormie en nous, d'oser faire confiance à l'élan créateur inutilisé. Vivre l'Evangile à ce niveau aidera à le redécouvrir. Il pénètrera dans des couches plus profondes de notre être. C'est l'expérience que nous faisons sans cesse dans nos sessions « Yoga et prière chrétienne ». Moins de paroles prononcées, mais une pénétration plus profonde. Il n'y a d'ailleurs là rien que de très traditionnel : depuis que

134 bis. Marcel JOUSSE, *L'anthropologie du geste*, Ed. Gallimard.
135. Michel LEGRAIN, *Le corps humain*, Centurion, 1978, p. 173.

le Christ, Verbe de Dieu, s'est « incarné », tout ce qui est chair est saint, chargé du mystère divin.

Primitivement, les gestes de la Messe étaient un véritable yoga dont on a oublié le sens profond au fur et à mesure que l'expression orale a supplanté le geste dans notre société. Il serait temps de mettre fin à cette sorte d'inflation verbale et de retrouver la richesse de l'équilibre geste-parole [135 bis].

Les gestes ici proposés ne sont absolument pas des canons qu'il faudrait assimiler pour les ressortir ensuite de façon inamovible et stéréotypée. Ce sont de simples exemples qui incitent à libérer la gestique corporelle tellement réprimée dans nos traditions de pays « civilisés ». Dans ce domaine, il est important de ne rien imposer de l'extérieur, et de laisser sa chance à la *créativité*, chacun trouvant le geste qui lui convient à tel moment.

Certaines personnes apprécient cependant de passer momentanément par une phase d'imitation qui leur permet de ne pas paniquer devant la nouveauté de ce mode d'expression. Elles vivent ce premier contact dans la détente. Après avoir appris un certain vocabulaire gestuel, elles peuvent ensuite passer au stade de la créativité personnelle, comme le pianiste qui commence par apprendre des pièces d'auteurs avant d'improviser. De toute façon, l'imitation d'un geste proposé n'est jamais reproduction mécanique.

UNE MANIÈRE D'ÊTRE

A l'instant même où, par le geste, j'entre en relation avec l'extérieur, je dois rester attentif à moi-même, « un

135 bis. « La réforme liturgique a amené de fait la suppression de tous les signes autres que la parole. Peut-être que cette régression est nécessaire pour retrouver le sens profond de tous les signes ». (Guy de Fatto, journal *La Croix*, 19 juin, 1979.)

œil tourné vers le dehors, un œil tourné vers le dedans »[136]. A quel endroit est-il souhaitable de placer cette conscience ? Au centre vital dont il a été question précédemment. L'entraînement aux arts traditionnels de l'Orient et de l'Extrême-Orient (Aïki-do, Taï-chi-Ch'uan) est fondé sur l'ancrage de la conscience dans le centre du corps, de façon à assurer la coordination des mouvements. Faute de cela, les gestes seront gauches, empruntés, pleins d'affectation, voire ridicules. Il ne s'agit pas d'exécuter des gestes mais de les *vivre*. C'est une manière de faire *qui repose sur une manière d'être*. Si je suis installé solidement dans ma nature profonde, mes gestes seront d'une tout autre qualité.

Un grand danseur indonésien décrit très bien la façon d'acquérir la justesse du geste : « Imaginez que vous avez trois corps l'un dans l'autre. Celui du milieu : le corps visible de chair et d'os. Mais vous en avez un autre, plus petit, logé dans votre centre de gravité et le troisième, invisible, s'étend dans l'espace, aussi loin que votre intention peut atteindre. En dansant, n'agissez que sur le petit bonhomme dans le centre et laissez-le communiquer automatiquement ses mouvements à travers votre corps de chair jusqu'aux limites de votre intention. Ainsi votre mouvement sera-t-il juste[137]. » Ce qui est dit de la danse vaut pour les enchaînements de gestes ici proposés.

Le mouvement revêt alors trois caractères fondamentaux : il est *économique :* utilisant le minimum de tensions musculaires ; il est *unifié :* faisant participer le corps entier à chaque geste ; il est *harmonieux :* les gestes s'accordant parfaitement au rythme physiologique de la respiration.

Vivre cet accord avec soi-même et avec l'entourage, sentir cet équilibre entre l'intérieur et l'extérieur est source d'unification et de joie profonde. Vu de l'extérieur, le geste

136. J. DROPSY, *Vivre dans son corps*, Epi, 1973, pp. 122 sv.
137. Rapporté par J. DROPSY, *ibidem*, p. 124.

manifeste une beauté très pure, une gratuité exempte de toute recherche, une authenticité éloignée de tout bavardage.

Seul le centrage dans le Hara, qui correspond au *manipura chakra*, centre de gravité du corps, permet une expression gestuelle harmonieuse. Quand on est en relation constante avec lui, les tensions corporelles disparaissent, les membres se meuvent avec aisance et naturel, les mouvements deviennent l'expression de l'être entier unifié.

Au départ, je me mets dans une disposition de confiance : j'ose m'exprimer par mon corps. D'avance, j'accepte ce qui va se passer, sans porter de jugement positif ou négatif sur la « réussite ». Je fais confiance à l'élan créateur qui m'habite. Je m'abandonne à la pesanteur, ma conscience habite mon corps de manière globale. A certains endroits, je perçois des points plus légers. Je laisse cette légèreté envahir progressivement toute la posture. Je suis dans l'instant présent, observant le déroulement du mouvement corporel et respiratoire, les deux étant étroitement liés. J'écoute aussi l'espace environnant et son silence. Je me meus dans l'espace comme un oiseau qui plane, sans intervention volontaire mais en laissant agir l'intuition.

Pour éviter l'écueil [138] d'un placage artificiel d'un texte sur un mouvement, on procèdera en trois phases successives :

— en premier lieu, vivre uniquement les gestes, en s'inspirant des indications précédentes.

— Peut-être une prière est-elle montée d'elle-même de façon naturelle à partir du geste. Si vous le désirez, vous prenez connaissance du texte et reprenez la série gestuée.

— En troisième lieu, retour au geste seul. Laissez au vécu gestuel le soin d'intégrer le symbolisme religieux.

138. Déjà signalé par MICHAELLE dans *Yoga et prière*, Cerf, 1977, p. 12. Il est nécessaire d'y insister pour éviter de mauvaises interprétations.

Geste et prière

Le rôle du corps dans la prière peut être vu de deux façons complémentaires :

— Un premier ensemble de conduites viseront la *concentration silencieuse.* On cherche à contrebalancer la dispersion, la superficialité, à plonger aux racines de l'être essentiel, à remonter à la source de ce qui nous fait vivre. C'est l'apport spécifique des techniques orientales (yoga, zen) qui dépouillent l'homme de l'être superficiel, le rassemblent dans ses profondeurs pour lui permettre de retrouver son unité, son moi réel, et par là devenir capable de s'ouvrir sur l'Absolu.

— D'autres conduites servent le mouvement inverse : une fois recentré sur ses forces vives, l'être a besoin de *se déployer,* de *célébrer la vie :* c'est le geste, la danse, l'expression corporelle.

Après le temps de centration vient le temps d'expression. Après l'immobilité vient le mouvement. Après la communion avec soi-même et l'univers vient la célébration de la vie avec toutes les ressources de l'être humain.

La prière chrétienne peut se couler dans l'un et l'autre itinéraire. C'est une exigence particulièrement ressentie par le chrétien de notre époque : « Bien loin qu'il y ait contradiction, il y a santé dans ce passage dynamique d'une forme de prière à une autre [139]. »

139. A.-M. Besnard, *Vers Toi, j'ai crié. Réflexions sur la prière,* Cerf, 1979, pp. 46-49.

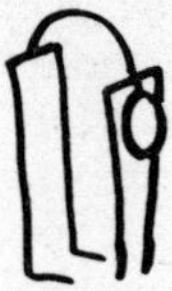

Fig. 19 : Vous êtes debout, bien enraciné, bien droit. Laissez tomber la tête dont le poids entraîne le buste. Les bras ballants conservent tout leur poids.

Seigneur, apprends-moi à me vider jusqu'au fond de moi-même,
Comme à l'automne la nature se dépouille de tout ce qui est vieux
Et s'enfonce dans la mort apparente de l'hiver.

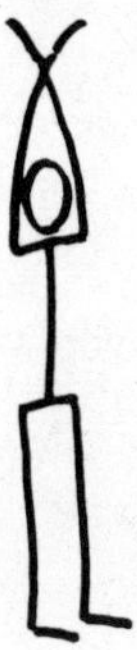

Fig. 20 : Lentement, la colonne se redresse, les bras se croisent devant le corps en s'élevant vers le haut.

J'accueille cette vie nouvelle qui vient de Toi, Seigneur,
Comme au printemps, la sève monte dans le tronc des arbres et dans les branchages,
Jusqu'à faire éclater de vie les bourgeons...
J'accueille cette vie.

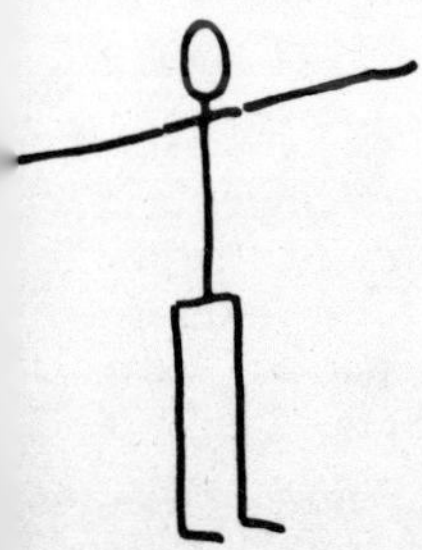

Fig. 21 : Les bras s'ouvrent largement par les côtés, et s'arrêtent à l'horizontale. Les poumons restent pleins.

Que cette vie porte en moi son fruit, un fruit qui demeure,
Telle en été la récolte des fruits.

Vous reprenez maintenant les mêmes gestes sur le rythme respiratoire en simplifiant la formulation :

— vers le bas en expirant : *Je me vide...*
— je me redresse en inspirant : *J'accueille...*
— j'écarte les bras en gardant l'air : *Je fructifie.*

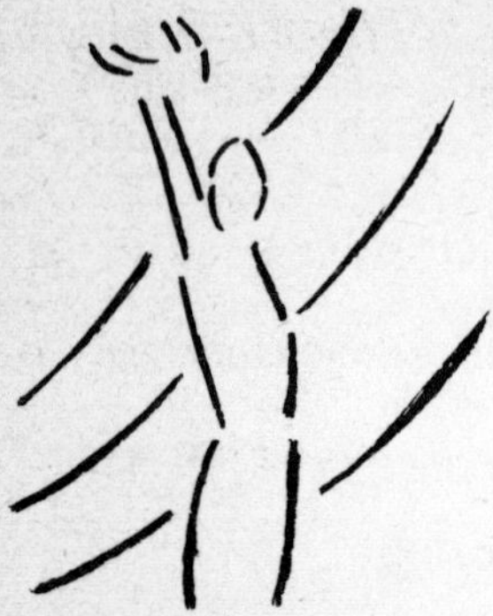

Fig. 22 : En position debout, bien enraciné, bien droit, sans tension, les mains jointes, je me recueille à la faveur de la pression juste entre les mains. D'un geste souple, paumes vers le haut, j'étire les bras vers le ciel, en regardant le ciel et en creusant les omoplates.

Devant Toi, Seigneur, devant Toi,
Transparent à Tes yeux, je suis là.

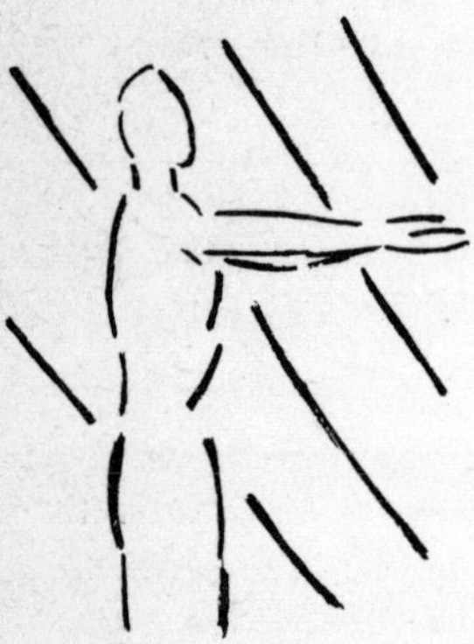

Fig. 23 : Sur l'expir, les mains pivotent vers l'arrière et descendent en avant jusqu'à l'horizontale, paumes vers le haut. Je m'arrête : la conscience habite mes bras et mes mains.

Toute ma vie, Seigneur, devant Toi,
Devant Toi, Seigneur, elle est là.

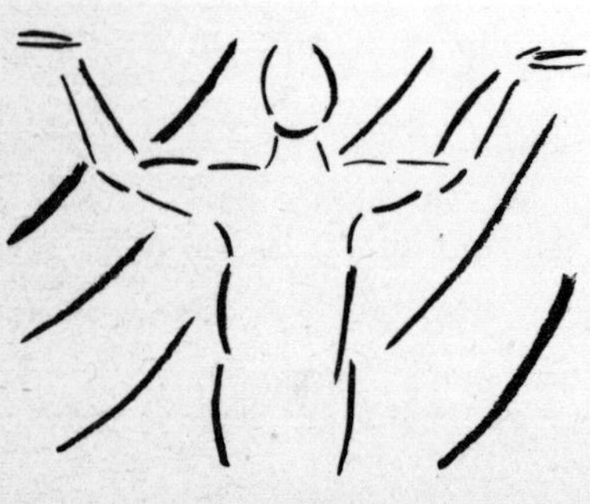

Fig. 24 : Comme aspirés par le souffle qui repart, les bras montent en s'écartant par les côtés d'un geste large. Ils s'arrêtent. Je relâche toute tension, et sens la légèreté se répandre dans la cage, les épaules, les bras.

Ma vie, je l'ouvre, Seigneur, devant Toi,
Aux rayons du soleil de Ta Joie.

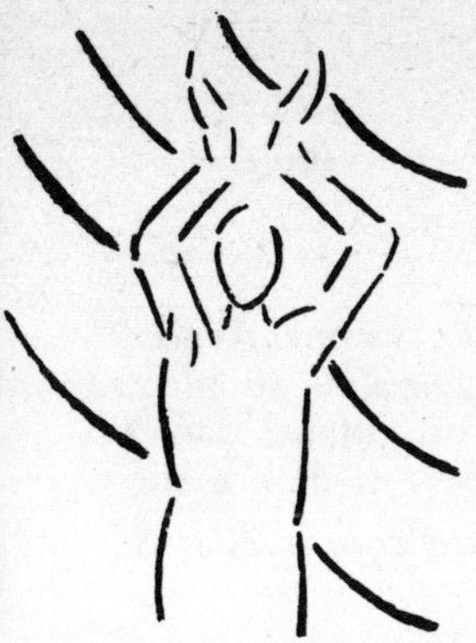

Fig. 25 : Les mains se rejoignent en lotus au-dessus de la tête et descendent lentement en frôlant le visage, pour s'arrêter devant la poitrine.

Afin que Ta lumière, que Ton sourire à Toi
Viennent l'illuminer, Seigneur, Seigneur-de-ma-Joie.

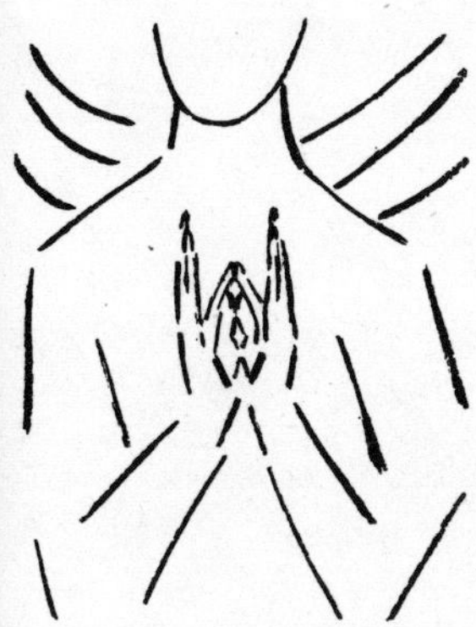

Fig. 26 : La conscience se fixe sur le cœur qui semble respirer. La poitrine est comme pénétrée de lumière. C'est une sorte de jubilation intérieure.

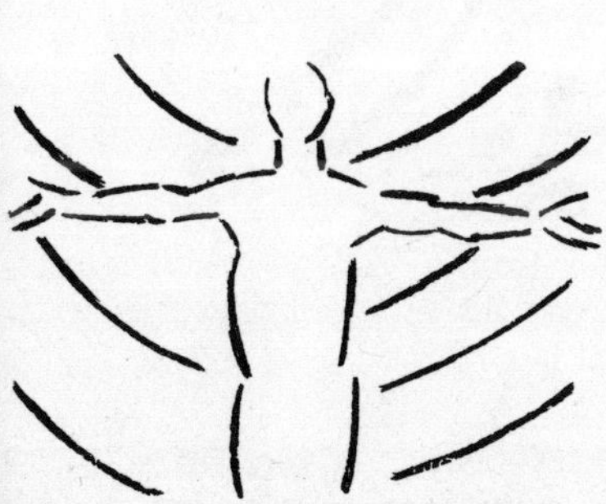

Fig. 27 : Sur un inspir, les bras s'écartent avec souplesse et légèreté, comme guidés par le souffle. La conscience prolonge les bras de chaque côté, à l'infini. La légèreté envahit progressivement toute la poitrine.

Et je crierai, Seigneur, Ta tendresse et Ta joie,
A ceux que je rencontrerai en Toi.

Les bras retombent, les mains restent légèrement écartées du corps et tournées vers l'avant. Je sens la détente progressive de la nuque, des épaules, des bras et du dos.

Dans une action de grâces à vivre devant Toi.

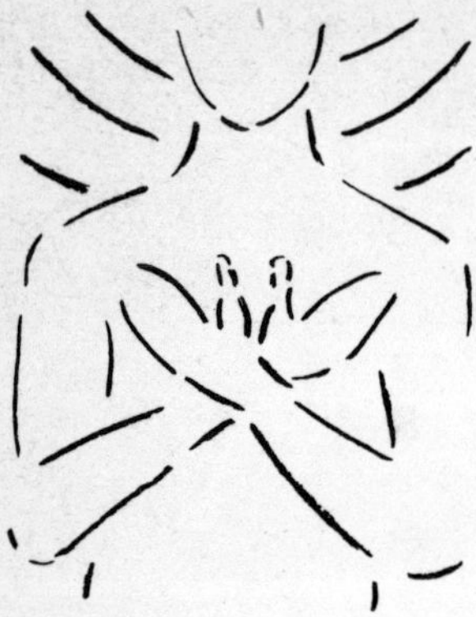

Fig. 28 : Les mains reviennent croisées à plat sur la poitrine, ou se placent comme pour tenir un enfant, dans un geste plein de douceur et de chaleur.

Dans une intimité continuelle, Seigneur, avec Toi.

CRÉÉ POUR TOI

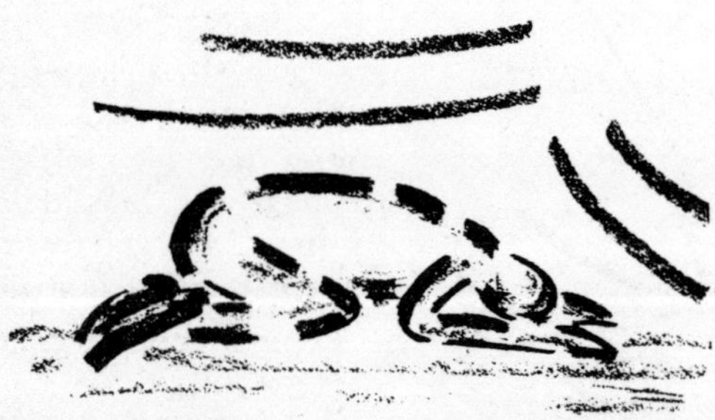

Fig. 29 : Je suis à genoux, assis sur les talons, la tête au sol, reposant sur le front. Les avant-bras entourent souplement la tête.

Seigneur, sans Toi, je ne suis rien, je ne peux rien.
La nuit de mon péché m'enserre de toute part.

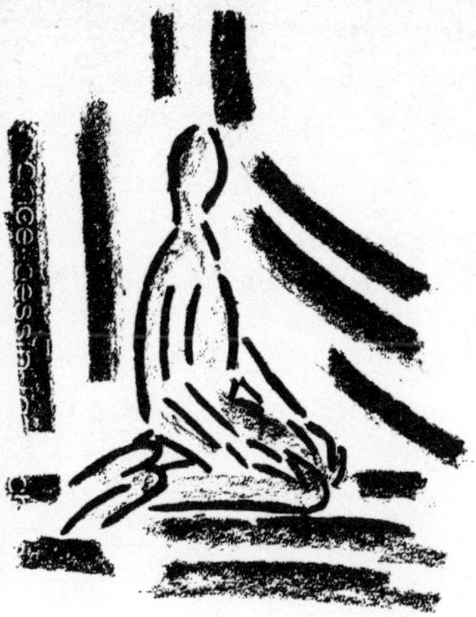

Fig. 30 : Lentement, sur un inspir, je redresse la colonne vertébrale. Le geste semble naître du souffle.

Ton Amour est là qui me redonne confiance.
Comme la tige d'une fleur dans le soleil qui monte,
Lentement je me redresse.

Les mains viennent se placer comme un bourgeon fermé, sur la poitrine.

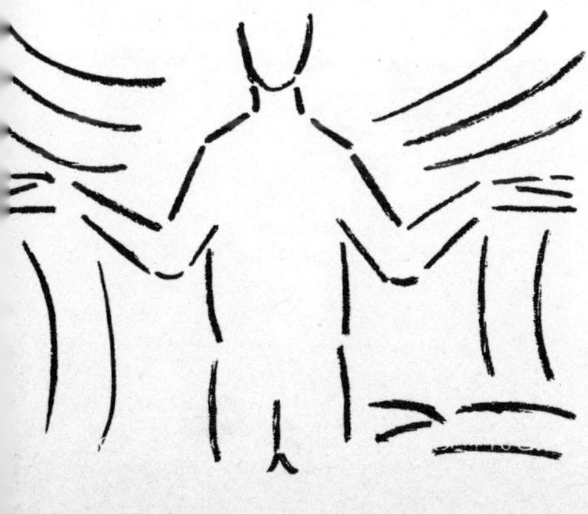

Fig. 31 : Les doigts, puis les mains s'ouvrent comme une corolle qui se déploie dans le soleil du matin, les avant-bras s'écartent à la hauteur des épaules.

Timidement, mes pétales se défroissent,
Mon être s'ouvre dans Ta Lumière qui est Vie.
Sous les rayons de Ton Amour,
Lentement mon être se déploie,

Comme au matin de la Genèse, Tu me crées.

Les bras continuent leur déploiement vers le haut. Je sens ma conscience partout présente dans mon corps. Un sourire de sérénité s'installe sur le visage.

Je reste devant Toi, Seigneur.
Tu me donnes la Vie. Je me laisse créer par Ton Amour.
Peu m'importe d'être une rose, un lys ou une violette,
Je suis la fleur créée pour Toi,
Et je porte le nom que Toi seul connais.

Les bras descendent par les côtés, la conscience habitant chaque instant du mouvement. Les mains viennent se poser près des genoux (voir fig. 30). Je sens la détente progressive dans la nuque, les bras, les épaules, le dos.

Ma corolle se détache.
Je porte du fruit.

TROISIÈME PARTIE

L'EXPÉRIENCE CONTEMPLATIVE D'UN SWAMI CHRÉTIEN

I

PRÉSENTATION DE SWAMI AMALDAS

C'est à Poona en septembre 1977 que nous avons rencontré Swami Amaldas. Il est né en 1949 dans une famille chrétienne du Kérala. Cette région du S.O. de l'Inde a été évangélisée par saint Thomas, il y a près de 2 000 ans. Selon une tradition, saint Thomas fut assassiné à Madras par des disciples de la déesse Kali après une évangélisation qui dura environ vingt ans. De sa prédication est née en Inde une communauté chrétienne qui vécut de façon très autonome par rapport à Rome. Elle faisait pratiquement figure d'étrangère dans son propre pays, ce qui amena les chrétiens indiens à ignorer leur propre culture.

A l'âge de 18 ans, le jeune Amaldas eut l'intuition de rejoindre l'Ashram de Kurisumala (Kérala), sur la montagne de la Croix. Cet Ashram a été fondé par un trappiste belge, le Père Francis Mahieu, en compagnie d'un prêtre irlandais, le Père Bede Griffiths. Dans cet Ashram, le Père Mathieu (Acharya) enseignait à de jeunes indiens la vie monastique chrétienne tout en leur faisant retrouver la racine de leur tradition indienne de *sannyasi.* Le sannyasi est un homme qui a renoncé à tout pour se laisser entièrement dévorer par l'Amour du Très-Haut.

Ainsi, Swami Amaldas, grâce à sa rencontre avec des prêtres venus d'Occident, put découvrir, avec sa culture originelle, la pratique du yoga et de la méditation qui, aujourd'hui encore en Inde, semble être presque aussi ignorée du milieu chrétien qu'elle l'était en Occident, il n'y a pas si longtemps.

Je crois bon de souligner qu'on assiste aujourd'hui à un véritable éveil aux valeurs culturelles locales. Il s'agit toutefois de distinguer :

— les chrétiens indiens qui, tout en demeurant fidèles à l'Eglise et à leur foi, tentent de retrouver le sens de la culture indienne. C'est un labeur délicat, qui exige du discernement ; il n'est pas toujours aisé de distinguer où s'arrête la culture, et où commencent la foi et la religion.

— Les chrétiens indiens de souche occidentale, particulièrement portugaise, rétorquent que l'Eglise fonctionne bien ainsi depuis des siècles, et ne voient pas la nécessité de changer quoi que ce soit. On les comprend aussi. Ils ont une grande méfiance à l'égard de l'hindouisme, et du yoga qui, en certains endroits, est confondu avec l'usage de drogues.

La conversion au christianisme représente un drame, même de nos jours, au point que dans les maisons d'accueil « Mercy Home » et mouroirs de la Mère Téresa, rien n'est jamais tenté pour convertir un indien. Le visage du christianisme trouve du même coup son véritable visage, qui est celui de témoigner de l'Amour. Et ce respect des autres a plaidé davantage en faveur du christianisme que ne l'auraient fait des conversions presque forcées. Actuellement, l'hindouisme et le christianisme commencent à se reconnaître, à se rencontrer et à se comprendre.

Ces difficultés et diverses tendances actuelles de l'Inde permettent de mieux saisir l'importance du témoignage de Swami Amaldas qui se trouve à la rencontre des deux cultures.

En 1970, Amaldas tenta de vivre l'expérience du *sannyasi* selon la tradition de sa culture indienne. il quitta l'Ashram de Kurisumala, et partit seul dans la forêt, en dépit des mises en garde de ses frères. Il lui arriva bien des malheurs. A la suite d'une chute, son corps fut couvert de blessures. Comme il portait une croix, on refusa de lui porter secours, et il fut même accusé de meurtre. Un jour qu'il pleuvait à verse, on lui refusa de s'abriter dans un temple, et il était affamé. Une autre fois, il rencontra un éléphant qui le terrorisa et aurait pu le tuer. Pourtant, tous ces malheurs trouvèrent chaque fois un heureux dénouement, et permirent au jeune indien de découvrir que le Nom de Jésus est plus puissant qu'une épée à deux tranchants. Un jour, le Christ lui apparut, assis, jambes croisées, à moitié nu, avec de longs cheveux et une barbe. Et cet aspect ne ressemblait nullement à ce que le jeune Amaldas avait vu jusque-là. Il contempla son visage avec toute la force de son être et y reconnut l'amour, la joie et la paix en plénitude. Depuis lors, Amaldas voit le Christ en chaque homme : partout il reconnaît la manifestation de Dieu. En 1969, durant une méditation, tandis qu'il répétait le Nom de Jésus sur le rythme de la respiration, il atteignit la conscience du corps cosmique du Christ. Il eut la sensation que son corps grandissait et que l'Univers le pénétrait. Il fut en mesure de voir toutes choses à l'intérieur de lui-même, montagnes, vallées, l'humanité entière, et la création avec le soleil, la lune, les étoiles, les corps célestes. Ce niveau de conscience lui permit de percevoir que son corps était devenu le corps du Christ, et son sang le sang du Christ. Cette expérience qui se poursuivit pendant cinq heures le transforma profondément et eut une influence décisive sur la nouvelle orientation de son existence.

A l'âge de 21 ans, il quitta Kurisumala — où il était revenu — et rejoignit un autre Ashram chrétien, celui de Saccidânanda [140] de Shantinavam, situé sur le versant est de

140. Expression classique de la littérature mystique de l'Inde, qui tallise le projet de l'Ashram : « L'intuition indienne du Saccidân

l'Inde du Sud à proximité de la rivière sacrée Kavery. Cet Asham a été fondé par le Père Monchanin et par le Père Le Saux. Ce dernier devait mourir en 1973 après avoir mené une existence de *sannyasi* et d'ermite dans l'Himalaya. Le jeune Amaldas fit aussi un pèlerinage en Himalaya en 1973, et connut à cette occasion des expériences spirituelles très fortes.

Alors qu'il passait à Bombay, il fut interpellé par des chauffeurs de taxi hindous qui lui demandèrent d'entrer dans une maison où l'un des leurs était malade. Il lui fut donné de prier avec ses frères hindous, pour un malade qui se releva apparemment guéri, ne ressentant plus que joie et paix intérieure. Les compagnons apportèrent du pain, et Amaldas le rompit et le distribua en expliquant que rompre le pain représente notre unité, et le don que l'on fait de soi aux autres en présence de Dieu. Hélas, il dut quitter ses nouveaux amis qui voulaient le retenir, affirmant qu'ils n'avaient jamais prié de façon si puissante de leur vie.

Sur le chemin du retour, il fut invité par un chirurgien hindou de haute caste. Réunissant sa famille, il lui demanda de leur expliquer son expérience de Dieu et Amaldas conduisit une méditation intégrant au souffle la prononciation du Nom de Dieu. Le groupe se réjouit d'avoir pu ainsi accéder à la conscience cosmique, puis à la conscience de Dieu.

Tous ces événements confirmèrent la vocation d'Amaldas et le conduisirent à envisager une existence complètement consacrée à Dieu.

Le 25 mai 1975, le Père Bede Griffiths, actuellement responsable de l'Ashram de Shantinavam, consacra Bramachari Amaldas dans la rivière Kavery et lui permit de prendre le titre de Swami.

semble bien être en vérité l'approche la plus haute de la pensée humaine en direction du mystère trinitaire. »

SAT (être) est rapproché du Père ; CIT (pensée), du Fils ; ANANDA (béatitude), de l'Esprit. Voir H. LE SAUX, *Sagesse*..., p. 22.

La cérémonie se passe au lever du soleil. Le postulant se plonge dans l'eau, tandis que le gourou se tient près de la berge. Le disciple se purifie la bouche avec l'eau, puis prononce ses vœux à l'intention de la Très Sainte Trinité, Réalité Transcendante.

L'Ashram de Shantinavam veut être avant tout un lieu de prière et un lieu de rencontre pour hindous et chrétiens. De toutes les parties de l'Inde et du monde viennent des visiteurs qui cherchent vraiment Dieu par la voie des différentes traditions religieuses. A cette fin, une maison d'accueil a été construite pour retraites et dialogues religieux.

Swami Amaldas est actuellement au séminaire de Poona où il termine ses études théologiques afin de devenir prêtre. Il est probable qu'il sera un jour responsable de l'Ashram de Shantinavam, car on souhaite que cet ashram chrétien devienne indien à part entière. C'est une œuvre remarquable que les Pères Monchanin et Le Saux ont ainsi implantée, permettant aux deux cultures de se rencontrer.

Durant notre séjour à Poona, Swami Amaldas conduisit au petit matin la méditation sur le Nom de Jésus, qu'il chantait et prononçait à l'indienne.

Je ne peux clore ce bref exposé sans parler du rayonnement et de l'éclatante pureté qui se dégage de ce jeune homme, pureté qui lui donne cette apparence de beauté sans équivoque possible. Sur son visage se devine en permanence ce sourire intérieur de la joie par l'abandon total à la personne de Jésus.

II

MON EXPÉRIENCE PERSONNELLE DE LA VIE CONTEMPLATIVE

PAR SWAMI AMALDAS [141]

I. CONTEMPLER

L'HOMME UNIVERSEL

Pendant mon noviciat, j'avais l'habitude de sortir méditer dans la montagne. Bien que j'eusse peu de connaissances sur la méditation, j'avais un grand désir de m'unir à Dieu. Mon gourou m'avait apris un « mantra » sacré : « Om Nama Christaya ». J'avais pris l'habitude, le dimanche, de m'asseoir une heure ou deux dans une petite grotte et de répéter ce Mantra. Lorsque je redis le nom de Jésus, j'ai la sensation de ne faire qu'un avec le Christ.

Une Américaine qui fut mon premier professeur de Yoga vint un jour méditer avec moi. Je lui indiquai un rocher et allai vers un autre. Je m'assis en Padmasana [142] et me mis à répéter le nom de Jésus. Je regardai autour de moi. Je pouvais voir les montagnes et les vallées, les villages et les villes et des vaches qui paissaient dans les montagnes. Tout en

141. Tiré du livre *Yoga and contemplation*, Shantivanam Ashram, 1974 ; traduit de l'anglais par Pierre LAMBERT.

142. Posture assise appelée communément « en lotus ». N.d.T.

regardant les merveilles de la création, je louais Dieu le Père qui a tout créé et qui se manifeste dans la création. Au bout d'un moment, mes yeux et ma bouche se fermèrent, je continuai de répéter le mantra dans mon cœur, au rythme du souffle. A chaque répétition du saint nom de Jésus, j'avais la sensation de m'approcher de plus en plus du Christ. Je commençai à ressentir en moi une force qui m'attirait vers le Christ et m'unissait à Lui. Cette force qui me fut révélée par la force du souffle, je l'appelle l'Esprit du Christ, Esprit que m'a donné Dieu le Père. Je me mis à percevoir que mon corps était comme le corps du Christ et mon sang comme le sang du Christ. J'eus alors la sensation que je devenais de plus en plus grand et que, finalement, l'univers entier devenait mon corps.

Et, à l'intérieur de moi-même, je vis la création toute entière, tout ce que j'avais vu quand mes yeux étaient ouverts. Je pris conscience progressivement que cela n'était pas mon corps, mais le corps de l'Homme universel Jésus Christ — le Christ cosmique. Il me fut possible de percevoir les changements qui survenaient en moi. Je sentis qu'il existait une béatitude véritable, loin au-dessus de moi, et que le Père du Ciel se trouvait Lui aussi loin au-dessus de moi. En même temps je sentis que je ne faisais qu'un avec l'Homme universel Jésus Christ dans le Père. Cette sensation me fit connaître que j'étais participant de la vie divine. Il ne m'était pas possible de distinguer mon corps du corps du Christ cosmique. J'avais la perception d'un unique corps universel — c'est là que se trouve l'humanité entière, que se trouve la création entière, que je me trouve moi-même, que se trouve le Christ, que se trouve le Père, et cet Homme universel est rempli du Saint-Esprit. Cet esprit, je l'ai perçu dans le flux du Prana [143] — la force vitale physique.

143. Terme sanscrit désignant la respiration et le souffle. N.d.T.

Cette perception se poursuivit ainsi pendant environ cinq heures. Quand j'ouvris les yeux je m'aperçus qu'un changement complet était survenu en moi. Je n'étais plus le même qu'avant. Après cette expérience, mon caractère se mit lui aussi à changer. Je commençai à ressentir intérieurement plus de fraîcheur et de calme. J'en vins également à prendre grand intérêt à la prière et à l'étude concernant Dieu. Mon intelligence se développa grandement elle aussi. Auparavant, j'avais peu de dispositions pour l'étude et la réflexion.

J'eus une autre expérience qui combla mon désir de voir Jésus face à face. Depuis longtemps, j'avais un grand désir de voir la figure véritable de Jésus. Aucun des portraits qu'il m'avait été donné de voir ne me satisfaisait pleinement. Il est évident que ces portraits sont peints selon la mentalité de chaque artiste. La plupart de ces artistes sont des Occidentaux. Ils représentent toujours un Christ dont la pensée n'est qu'humaine, plutôt qu'un Christ qui soit dans une parfaite tranquillité d'esprit. Je désirais voir un Christ conforme à ma mentalité indienne.

Il y a un an, très tôt le matin, il était environ une heure, j'étais couché, en état d'éveil, les yeux fermés, surgit soudain en moi la pensée que j'allais voir une lumière divine. Sur le champ, je vis la lumière — ce n'était pas la même lumière que celle que nous voyons habituellement. Il me vint alors la pensée que j'allais voir le Christ dans cette lumière. Sur le champ, le Christ apparut dans cette lumière. Je vis le Christ assis en « Sukhasana »[144], à moitié nu. Voyant son visage, je fixai toute mon attention sur Lui. Il avait les cheveux longs et de la barbe. Son visage rayonnait d'amour, de joie et de paix. Ces trois qualités s'y trouvaient en plénitude. Je vis deux personnes assises près de Lui, du même côté. Mais toute mon attention était

144. Posture assise appelée communément « en tailleur ». N.d.T.

fixée sur Jésus, aussi il ne me fut pas possible de les reconnaître. Je sentis, au bout d'un moment, que Jésus allait disparaître. Il disparut soudain, tandis que la lumière disparaissait également. Je sentis cette fois encore qu'un changement soudain survenait en moi. Lorsque je me levai, au petit matin, j'avais très mal à la tête. Je n'ai jamais eu, de ma vie, un tel mal de tête.

Après cette expérience, je n'ai plus désiré voir la figure du Christ, ou même de Dieu. Mais parfois, regardant une personne, je vois en elle la figure du Christ ; regardant un arbre, je vois en lui la figure du Christ. Quand je sors après avoir médité, il m'arrive de percevoir tout ce que je vois comme si je voyais Dieu face à face. Parfois même, regardant une fleur, j'incline la tête et l'adore, voyant Dieu sous la forme d'une fleur magnifique. Parfois, regardant un serpent, j'adore Dieu le Père, voyant le Christ sous la forme d'un serpent. C'est également ce qui m'arrive lorsque j'entre dans un temple hindou. J'adore le lingam de Shiva, voyant Dieu sous la forme d'une pierre. Mais cette vision de Dieu dépend toujours de la pureté de mon cœur. Il peut, souvent, y avoir un voile qui me sépare de Dieu. Dieu seul peut écarter ces ténèbres et me rendre capable de Le voir face à face, quoi que je regarde, où que j'aille.

J'ai raconté ici cette expérience personnelle pour montrer comment je découvre cet Homme universel Jésus-Christ. La méthode de contemplation que je partage aujourd'hui avec d'autres personnes consiste à laisser grandir progressivement en moi le Christ cosmique dont je fais l'expérience dans toute ma vie et qui se révèle tout entier à moi à travers ma vie, spécialement dans certains événements. Tout homme, je le crois, fait l'expérience de ce Christ cosmique. Parfois la personne peut ne pas en être consciente. Parfois elle peut Lui donner d'autres noms.

Il existe un Homme universel qui se trouve entre l'homme et Dieu. Contempler, c'est découvrir cet Homme.

Cet Homme qui n'a cessé de se révéler depuis le commencement du monde. Mais il faut que l'homme soit prêt à Le reconnaître. L'évolution humaine ne parviendra à son achèvement que lorsque l'humanité atteindra ce point de rencontre — entre Dieu et l'homme — en la personne de cet Homme universel.

II. CET HOMME UNIVERSEL OÙ EST-IL ?

OÙ SE TROUVE CE POINT DE RENCONTRE ?

Quand je regarde l'univers autour de moi, je vois cinq éléments dont l'univers entier se trouve composé. Lorsque je regarde une des créatures de l'univers, ou moi-même, j'y vois encore les mêmes éléments. C'est la raison pour laquelle l'homme est appelé un univers en réduction, un microcosme.

Quand Dieu a voulu faire participer d'autres êtres à sa vie, Il a créé l'univers. Selon la tradition indienne, Il a fait l'univers et toutes les créatures qui sont en lui à partir de ces cinq éléments : eau, terre, air, feu, et éther. En sanscrit on les appelle les Pancha Bhoutas, c'est-à-dire : Jalam, Bhoumi, Vayou, Agni, Akasha.

L'homme est la plus éminente des créatures. Dieu a créé l'homme avec ces cinq éléments et Il s'en sert comme moyens pour se communiquer à lui. Puisque Dieu utilise ces éléments pour Se révéler à nous, nous devons également les utiliser comme moyens pour participer à sa vie pour découvrir l'Homme universel.

L'EAU — « JALAM »

Puis-je découvrir cet Homme universel par l'intermédiaire de l'eau ? Cet Homme universel se révèle-t-il par l'intermédiaire de l'eau ?

Je regarde ce qui est écrit dans la Bible. Au commencement, lisons-nous, Dieu créa l'eau, et son Esprit planait au-dessus de l'eau (Gn 1,2). Ceci montre clairement que la vie commence à partir de l'eau et que l'Esprit de Dieu est le principe qui engendre la vie.

Par quoi se caractérise l'eau ? L'eau nous fait vivre. La vie n'apparaît et n'existe qu'après la création de l'eau. Toutes les créatures de la terre proviennent de l'eau. L'eau nous est nécessaire pour notre vie quotidienne. Les plantes ont besoin d'eau pour leur croissance. Nous nous servons d'eau pour nous purifier. Il y a de l'eau dans notre corps. L'eau est donc essentielle pour nous.

Lors de son baptême, le Christ est entré dans l'eau, l'Esprit est descendu sous la forme d'une colombe, et le Christ est sorti de l'eau tel un homme nouveau, commencement d'une nouvelle création. Ici encore l'eau est la source de cette nouvelle création. L'eau est la source de la première création et de la nouvelle création. C'est ainsi, encore, que le Christ demande à la Samaritaine : « Donne-moi de l'eau à boire... Si tu bois de cette eau tu auras encore soif, je te donnerai l'eau qui engendre à la vie éternelle » (Jn 4). Dieu se sert de l'eau pour révéler la vie éternelle.

C'est par l'intermédiaire de l'eau qu'est venue la vie physique, et c'est aussi par l'intermédiaire de l'eau que nous est venue la vie éternelle. L'Homme universel Jésus-Christ, lui seul, nous a apporté cette vie éternelle et Il s'est servi de l'eau comme d'un moyen. Il est ce point de rencontre entre l'homme et Dieu — eau qui engendre à la vie physique et eau qui engendre à la vie éternelle.

La terre — « Bhoumi »

Puis-je voir cet Homme universel dans la Terre ? Cet Homme universel se révèle-t-il par l'intermédiaire de la terre ?

La terre est le fondement de tous les êtres. Elle est la sainte Mère, Bhoumi Devi, qui nous nourrit et nous donne un abri. Nous nous trouvons dans les entrailles de la terre Mère. Elle est notre demeure. Dans notre corps, il y a la terre.

L'Ecriture nous dit que l'homme est tiré de la terre. C'est de la terre que l'homme tient sa forme, son enveloppe. Que veut dire l'auteur de l'Ecriture ? Y avait-il une vie quelconque dans l'homme lorsque Dieu le tira de la terre avant qu'Il souffle dans les narines de l'homme ? Je dirai : oui. Il y avait dans l'homme la vie physique. Dieu a créé l'homme en dernier, après avoir créé les autres êtres. La vie physique existait déjà sur la terre. Elle était latente dans le premier acte créateur, quand l'Esprit de Dieu planait sur l'eau, comme il est écrit dans la Bible. Selon la théorie de l'évolution, la vie tire son origine de la matière primordiale. L'évolution nous dit que l'homme apparaît après les autres créatures. Un animal doué d'intelligence et de volonté, voilà ce qu'on appelle homme. L'homme est un animal raisonnable. Dans cet homme se retrouve tout ce qui caractérise les autres êtres — plantes, oiseaux, animaux. Mais intelligence et volonté sont spécifiques de l'homme.

Dire que Dieu a créé l'homme à partir de la terre, cela signifie qu'Il a fait l'homme à partir de tout ce qu'il y a dans la terre, c'est-à-dire les cinq éléments, les plantes, les oiseaux, les animaux et les autres créatures. Ou, en d'autres termes, l'animal était l'être le plus éminent avant l'homme, et il y a dans l'animal tous les éléments que nous voyons dans l'eau, la terre, le feu, l'air, l'Akasha, dans les plantes, les oiseaux et les autres créatures. Dans la lumière de l'évolution, il nous est donc possible de dire que Dieu a tiré l'homme de cet animal. Puis Dieu a soufflé dans les narines de cet « homme-animal ». Qu'insuffla Dieu ? La vie physique était déjà présente. Il insuffla son Esprit. Il insuffla son image. Il insuffla l'intelligence et la volonté. C'est l'Esprit qui rend l'homme capable de se connaître et de connaître sa source, son Créateur. Seul l'Esprit de Dieu peut introduire l'homme dans les profondeurs de Dieu.

Cet esprit, cette intelligence, cette volonté et toutes les autres réalités se trouvaient déjà implicitement, pouvons-nous dire, dans la matière originelle, et dans l'homme ils atteignent à leur plein développement. En ce sens, la création entière est le corps de l'homme. Et cet homme est le lieu où demeure l'Esprit éternel de Dieu. L'Homme universel, qui donc est-il ? Il est cet homme qui a atteint le sommet de l'évolution humaine. Cet Homme universel peut se voir lui-même et voir sa source, le Créateur, face à face, Il est le maître de l'univers entier. Lui seul a pris conscience que l'univers entier est comme son corps. Cet Homme universel est le Dieu devenu homme, qui s'est saisi de l'univers entier comme de son corps. Et seul cet Homme universel peut être le lieu où demeure l'Esprit éternel de Dieu.

Seul Dieu devenu homme peut nous révéler ce mystère : nous sommes la terre, nous sommes le lieu où demeure l'Homme éternel. Cet Homme universel Jésus-Christ, lui seul, nous a rassemblés tous ensemble, nous a constitués comme en un unique corps et nous a conduits au royaume de Dieu, en se servant de la terre, de ce monde, comme d'un moyen. Il est ce point de rencontre de l'homme et de Dieu — de ce monde et du royaume de Dieu.

L'AIR — « VAYOU »

Puis-je découvrir cet Homme universel par l'intermédiaire de l'air ? Cet Homme universel se révèle-t-il par l'intermédiaire de l'air ?

Comme je l'ai expliqué précédemment, l'Esprit de Dieu a plané sur l'eau tel le vent, Dieu a insufflé dans les narines de l'homme son propre Esprit. En de nombreux passages de la Bible nous voyons que Dieu communique à l'homme son Esprit sous l'apparence d'un vent d'orage ou d'une brise légère. Le Christ souffla son Esprit sur les apôtres. A la Pentecôte, l'Esprit descendit sur les apôtres sous l'apparence d'un vent. Souvent Dieu se sert de l'air pour nous communiquer son Esprit. Par l'intermédiaire de l'air Dieu nous révèle qu'Il est esprit, le principe de la vie dans la création.

L'Homme universel Jésus Christ est l'Alpha et l'Oméga qui nous donne cet Esprit. L'Esprit de l'Homme universel Jésus Christ nous unit tous ensemble en un seul corps et nous rend capables de prendre conscience que nous sommes tous les membres d'un seul corps — le corps de l'Homme universel. Son Esprit remplit ce corps, l'introduit dans le cœur du Père et l'unit au Père dans l'amour, la joie et la paix, en nous faisant crier Abba - Père. L'Homme universel Jésus Christ est ce point de rencontre de Dieu et de ses fils. Il se sert de l'air comme d'un moyen pour nous communiquer son Esprit qui seul peut nous révéler ce mystère et qui seul peut nous faire prendre conscience de cet Homme universel.

LE FEU — « AGNI »

Le feu naturel, c'est-à-dire le soleil, nous donne lumière et énergie. Il fait disparaître du monde les ténèbres, et il nous est ainsi possible de nous voir les uns les autres. Dieu se sert de cette lumière comme d'un moyen pour révéler qu'Il est lumière. Dieu est la lumière de toutes lumières qui fait disparaître les ténèbres qui nous séparent de la réalité suprême, et Il nous rend capables de Le voir face à face.

Tout au long de l'histoire biblique, nous voyons que lorsque Dieu s'est manifesté, il y eut une lumière autour de Lui, et le rayonnement de cette lumière parvint jusqu'à l'homme, lui ouvrit son regard intérieur et lui permit de voir Dieu ainsi que Sa volonté. Lorsque Moïse vit le buisson ardent, Dieu se manifesta à lui, au milieu de ce buisson, comme un feu consumant (Ex 3, 2). Lorsque Moïse descendit de la montagne où il avait parlé avec Dieu, son visage resplendissait, semblable au soleil (Ex 34, 35). Une colonne de feu conduisit le peuple d'Israël à travers le désert, comme signe de la présence de Dieu parmi eux (Nb 9, 15). Selon l'évangile de saint Jean, le Verbe est la lumière qui engendre à la vie. Le Christ est la lumière du monde (Jn 1, 4-5). Alors que saint Paul se rendait à Damas, une lumière venant du ciel (Ac 9, 3) l'entoura soudain de son éclat. Aussitôt il tomba sur le sol et son regard intérieur s'ouvrit, il se vit lui-même ainsi que ce qu'il accomplissait. Il entendit la voix du Christ : « Pourquoi me persécutes-tu ? » Il vit Jésus qui lui parlait.

A l'aide de la lumière physique nous pouvons nous voir les uns les autres et voir l'univers, mais nous ne pouvons y voir la Vérité suprême. Il est une autre lumière qui ouvre nos cœurs et nos esprits, notre regard intérieur, pour que nous puissions nous voir nous-mêmes et voir Dieu en chacune des créatures. L'Homme universel, Jésus-Christ, est cette lumière qui fait disparaître les ténèbres et nous révèle Dieu le Père (Jn 14, 9). Il est ce point de rencontre où l'homme voit Dieu face à face.

L'ÉTHER — « AKASHA »

Puis-je découvrir l'Homme universel dans l'Akasha ? Cet Homme universel se révèle-t-il par l'intermédiaire de l'Akasha ?

L'éther, ou Akasha, est l'espace vide au-delà de ces quatre éléments : l'eau, la terre, l'air et le feu. Il est à l'intérieur de la matière et au-delà de la matière. Il pénètre l'ensemble de la matière. Tout au long de la Bible, nous voyons que cet Akasha est considéré comme le lieu où Dieu demeure. C'est le Saint des Saints. Lorsqu'un chrétien prie, il lève spontanément les yeux vers le ciel, l'Akasha, et il invoque le nom de Dieu. Nous lisons dans la Bible des descriptions de Dieu qui est dit demeurer au ciel (cf. 1 R 8, 34, etc.) et parler du haut du ciel (cf. Gn 28, 12, etc.). Au baptême du Christ, les cieux s'ouvrent et le Saint Esprit descend sous la forme d'une colombe (Mc 1, 10). Quand le Christ priait, Il levait les yeux vers le ciel. Pendant qu'Il priait, Il entendit la voix du Père du ciel, « Tu es mon Fils bien-aimé, en Toi je me complais » (Lc 3, 22). La prière que Jésus a enseignée aux apôtres s'adresse à « Notre Père dans le ciel ».

Après sa résurrection, Notre Seigneur fut élevé dans l'Akasha. Par l'intermédiaire des cieux, Dieu révèle qu'Il est au-delà et au-dessus de nous. Le lieu où Il demeure est pour nous un espace vide. Cet espace est ténèbres pour l'esprit de l'homme. La lumière physique ne peut y parvenir. Ce vide est dans un silence profond, loin au-dessus de tous les bruits du monde. De ce vide, Dieu a tout créé. Ce vide est la source de tout. C'est le Saint des Saints où demeure le Père du ciel. Mais en lui-même, ce vide est plénitude. De cette plénitude provient la plénitude (cf. l'invocation de l'Isa Upanishad : « purnam adah : purnam idam [145] »).

Pour répondre à cette question : où est le royaume des cieux, où est Dieu ?, immédiatement un chrétien lève les yeux vers le ciel et dit : Dieu est au ciel. Un hindou ferme les yeux, tournant son regard à l'intérieur de lui-même, et dit : Dieu est dans la profondeur de mon être.

Nous avons vu précédemment que nous étions un microcosme. Il y a donc un ciel, un Akasha, en nous. C'est le lieu où Dieu demeure. Il s'agit donc du même lieu, le ciel d'en haut et le ciel d'en bas, au cœur de chaque créature. Le ciel désigne le lieu où demeure le Père du ciel. Ce doit

145. « Là est la plénitude, ici est la plénitude. » Ce passage de l'Isa Upanishad est utilisé comme préparation à la liturgie de la Parole de la Messe indienne ». N.d.T.

être le Saint des Saints où ne se trouve aucune impureté. Il est, en même temps, dans la matière et au-delà de la matière, c'est-à-dire qu'il est en nous, mais qu'il est au-delà de nous.

En réfléchissant sur les quatre éléments, nous avons vu que Dieu est dans la matière, nous avons pris conscience de l'Homme universel, Jésus-Christ, qui se révèle par l'intermédiaire de ces éléments. Dans l'Akasha, nous Le voyons au-delà de la matière, au-delà du temps et de l'espace. Dans l'Akasha, Il se révèle au-delà du temps et de l'espace. Dieu est partout et Il n'est nulle part.

Ainsi, de même que Dieu est partout, l'Akasha est partout dans la création, mais ne peut être vu. Si nous ne faisons que regarder avec les yeux de notre corps nous ne pouvons pas voir cet Akasha. Il y a un voile qui nous ferme cette vision. Ce voile est notre attachement à l'apparence des choses que nous voyons quand nous regardons avec les yeux de notre corps. Si nous ne sommes pas limités par Maya, c'est à dire ce monde — qui n'est que le monde que nous voyons quand nous regardons (avec les yeux de notre corps) — il nous est possible, par l'intermédiaire de ce monde, de passer à l'autre monde. Ce monde-ci est la manifestation de l'autre monde. Ce monde-ci, dirai-je, est cet autre monde, mais non tel qu'il nous apparaît. Le Royaume de Dieu est présent dans ce monde-ci de la même manière que l'Akasha est présent dans tous les éléments. *Cet Akasha, ce Royaume, ce monde, est le Corps de cet Homme universel Jésus-Christ.* Ce Corps est le lieu où demeure, le temple, du Père du ciel. Celui qui entre dans cet Akasha, ce Royaume, ce monde, ce Corps de l'Homme universel Jésus-Christ, voit le Père du ciel face à face. C'est ce que signifient les paroles de Jésus-Christ, en cet état de profonde union mystique, « Celui qui me voit, voit le Père ; le Père et moi nous sommes un. » (Jn 14, 9.) La personne historique de Jésus, se trouvant dans cet Akasha, priait le Père, « Père, que tous soient un en nous, comme tu es en moi et moi en toi » (Jn 17, 21), cela veut dire que son désir, qu'il exprima au Père, consiste en ce que nous puissions tous entrer dans cet Akasha, ce Royaume, et que nous prenions conscience que nous sommes tous constitués comme un seul corps — le Corps universel de Jésus-Christ — et le Saint Esprit est cet Esprit universel qui donne forme à ce corps et l'unit au Père dans l'amour, la joie et la paix. L'univers entier est ici constitué comme un seul corps, le corps mystique de l'Homme universel Jésus-Christ, le Saint Esprit est l'esprit à l'œuvre dans ce corps, et le Père y est présent. C'est ainsi que la Sainte Trinité se trouve présente dans l'Homme universel. Dans cet Homme universel est révélée la vie de la Sainte Trinité. Voici la Sainte Famille. Voici le Royaume de Dieu. Voici le monde nouveau. Voici la nouvelle création. Voici la vie éternelle. Voici le point de rencontre de l'homme et de Dieu.

L'Akasha, le corps de l'Homme universel Jésus-Christ, est ce point de rencontre. Contempler signifie entrer dans cet Akasha — le lieu où demeure l'Homme universel Jésus-Christ.

Depuis le commencement de la création, par l'intermédiaire de peuples divers, par des voies et des moyens variés, cet Homme universel n'a cessé de révéler les méthodes et les moyens d'entrer dans cet Akasha. A la plénitude des temps, cet Homme universel Lui-même s'est fait chair, tel un homme semblable à nous, Il s'est appelé Jésus de Nazareth, Il a vécu parmi nous comme l'un de nous, Il a fait disparaître le voile qui était pour nous comme un obstacle, Il est entré dans l'Akasha, Il nous a montré le chemin et Il nous a donné la force et la grâce pour y entrer. L'homme ne peut pas faire disparaître ce voile, seul le peut l'Homme universel. Maintenant cet Homme universel est connu, c'est Jésus-Christ. Il est la Voie, la Vérité et la Vie. Il est la lumière du monde. Il est l'Alpha et l'Oméga. Il est le

Verbe, le premier-né. Tout vient de Lui, tout existe pour Lui et tout vit en Lui.

Puisque Dieu s'est servi de ces éléments comme d'un moyen pour nous faire participer à sa vie intime, la vie de la Sainte Trinité — Père, Fils et Saint Esprit — nous devons, nous aussi, nous servir de ces éléments, tant que nous sommes dans ce corps, comme d'un moyen pour participer à la même vie de Dieu. Tous trouvent en Lui leur union. Cet Homme universel est présent en toute chose et Il est toute chose.

III. MÉTHODE DE CONTEMPLATION

(Pratyahara, Dharana, Dhyana, Samadhi) [146]

Voici une méthode dont je me sers pour la contemplation. Je la mets ici par écrit, sans qu'il y ait à la suivre à la lettre. C'est une technique très simple et très libre que chacun, quelle que soit sa religion et sa manière de vivre, peut associer à sa propre méthode de prière et de contemplation, pour la rendre plus naturelle et plus personnelle. Selon la conception chrétienne, cette contemplation est susceptible de nous conduire à participer consciemment à la vie Trinitaire du Père, du Fils et du Saint Esprit.

Je suis un pécheur

Les connaissances fondamentales que j'ai décrites précédemment étant posées, je m'assois en Padmasana, c'est la posture stable et agréable pour se livrer au crépuscule (Sandhya) à la contemplation. Je ferme les yeux quelques instants et je garde une respiration normale afin d'orienter mon esprit vers l'intérieur de moi-même. J'effectue quel-

146. Pour l'explication de ces termes, voir la première partie de cet ouvrage.

ques respirations profondes et contrôlées. Alors, j'ouvre les yeux.

Le soleil en gloire descend vers sa demeure après avoir accompli sa Dharma, sa tâche. Les oiseaux retournent à leurs nids, les serpents à leurs trous, et tous les autres animaux à leurs tanières. L'homme lui aussi retourne à sa demeure, après avoir accompli son labeur dans des domaines divers. Une pensée monte en moi : tout au long de ce jour, de tout mon cœur, mon âme, ma force et mon esprit, j'ai adoré Dieu. Tout en regardant la création, j'ai loué ses œuvres merveilleuses. En aimant mes compagnons, mes proches, j'ai aimé Dieu. Tout au long de ce jour, je me suis efforcé de voir Dieu en chaque homme, en chaque être créé. J'étais au service du pauvre et du malade. J'ai pris part à la vie des autres. Je me suis servi de mon intelligence et de mes sens pour connaître Dieu. J'ai médité le texte des Ecritures. J'ai réfléchi sur la création et sur les éléments dont elle est constituée. Durant ce jour, j'ai loué Dieu et chanté sa gloire, en compagnie de mes frères. Ce matin, je suis allé avec eux à l'Eglise, et nous avons célébré la Sainte Eucharistie, le repas de l'amour.

Une prière spontanée monte en moi. Je n'ai plus, maintenant, Seigneur, assez d'énergie, assez de force pour T'adorer. Je n'ai plus assez de paroles pour Te louer. Mon intelligence et mes sens sont incapables de Te penser, de Te comprendre. Que peut faire, Seigneur, cet homme faible ? Je n'ai même pas la force de lever les yeux vers Toi. Tu es si haut, Tu es très loin de moi. Bien que je me sois efforcé de Te voir, de T'aimer en ceux qui me sont proches, j'y ai manqué en de nombreuses occasions. Je suis un pécheur. Je suis trop pécheur même pour demander pardon, même pour me repentir. Mon orgueil est trop grand pour s'humilier devant Toi. Mais je perçois ta grâce en moi. Je m'abandonne à Toi, c'est tout ce que je puis faire. Je m'offre à Toi en sacrifice. Je ne dirai plus un mot, je tiens mes lèvres fermées. Je ne veux ni penser, ni agir. Je garde le silence. Seigneur, je m'abandonne à Toi. Accueille-moi, Seigneur. Je m'ouvre à Toi, par ta grâce. Viens à moi, Seigneur, viens à moi. Sanctifie-moi et demeure en moi. Purifie-moi et unis-moi à ton Corps. Ton Esprit m'y a conduit.

Le soleil brille en moi

Tandis que je regarde le soleil, j'ai la sensation que le soleil est en train de rassembler en lui toute la création et d'entrer dans la mer d'où il est sorti. Le matin, le soleil se lève à l'est, donne le jour au monde entier, engendre tout au long de la journée lumière et énergie pour le monde, et, le soir, ayant accompli sa tâche, il rassemble tout en lui-même et retourne à sa demeure. J'ai la sensation d'être la mer. Je m'oublie moi-même, moi qui suis assis en Padmasana. Je sens que la mer est mon corps et que le soleil entre en moi. Mes yeux se ferment d'eux-même, et c'est dans la lumière du soleil que je vois toute la création — montagnes et arbres, rivières et vallées, oiseaux et animaux, homme et tout être — en moi. Je brûle dans le soleil et deviens un avec la lumière. Le soleil brille en moi. Pour moi c'est le soir. Dehors il n'y a rien. Tout est en moi, le soleil, la lune et les étoiles. Ouvrirais-je les yeux que je ne verrais rien. Dehors ce sont les ténèbres. L'univers entier est en moi. Je perçois l'univers comme un corps unique. Je suis une partie de ce corps.

En percevant cela, je prends conscience qu'il existe un autre soleil d'où proviennent le soleil physique, la lune, les étoiles et tous les autres êtres. Ce Soleil, c'est le fils premier-né. Ce fils premier-né est le Verbe, dont saint Jean dit, « Au commencement était le Verbe, et le Verbe était avec Dieu, et le Verbe était Dieu. Il était au commencement avec Dieu. Tout fut par Lui, et sans Lui rien ne fut de ce qui existe. En Lui était la vie et cette vie était la lumière des hommes. La lumière luit dans les ténèbres et les ténèbres ne l'ont pas saisie » (Jn 1, 1-4).

Au commencement, au matin, ce Verbe, ce Fils premier-né — Aum (le logos) — le Soleil du soleil, qui était avec Dieu, qui était Dieu, a surgi de la bouche de Dieu rempli de l'Esprit de Dieu — le Shakti — tel un Soleil brûlant. Le monde entier — le soleil, la lune, les étoiles et tout l'univers — a jailli de ce Soleil — le Verbe — le Fils premier-né. Le soleil est la vie et la lumière de tout homme. Le soleil physique fait disparaître les ténèbres du monde, nous permet de nous voir les uns les autres et nous donne énergie — Shakti — et vie. Seule cette lumière peut nous conduire vers les profondeurs de notre être afin que nous nous voyions nous-mêmes et voyions notre source. Le Soleil du soleil est la lumière qui fait disparaître les ténèbres qui nous séparent de la Réalité suprême et qui nous permet de voir Dieu face à face. Ce Soleil était dans le monde depuis le commencement comme une lumière. Si quelqu'un parvient à la vision de Dieu, c'est dans et par la lumière de ce Soleil qu'il y parvient.

Je voudrais signaler ce qui différencie un chrétien d'un hindou. Quand un chrétien dit Aum, il s'agit pour lui de cet « Aum » qui, à la plénitude des temps, s'est fait chair dans l'incarnation du Verbe. De façon précise, il s'agit pour un chrétien de l'Homme universel Jésus-Christ, qui est l'incarnation de « Aum ».

Ce Soleil « Aum » était dans le monde depuis le commencement, mais le monde ne L'a pas reconnu. « Il était dans le monde, et le monde a été fait par Lui, cependant le monde ne L'a pas connu » (Jn 1).

A la plénitude des temps, le Soleil, « Aum », est devenu chair, tel un homme, Il se dresse maintenant devant nous et nous dit : « Je suis la lumière du monde ! » Il illumine chaque homme par la connaissance de Dieu. Il a révélé que Dieu est notre Père et que nous sommes ses enfants. Nous ne faisons qu'un dans le Père et le Saint Esprit nous unit au Père par le Christ.

Tout est consumé dans le Christ

Nous pouvons voir maintenant comment ce Soleil, « Aum », l'Homme universel Jésus-Christ, le Soleil du soleil, après avoir accompli sa Dharma, sa tâche, rassemble toutes choses en Lui-même et retourne à sa demeure d'où Il est sorti au commencement, exactement comme nous voyons le *soleil physique* jaillir le matin et retourner le soir à sa demeure.

L'Homme universel Jésus-Christ est la tête et nous sommes son corps. Tous nous sommes constitués comme un corps unique, le corps mystique du Christ. En Lui ce qui est sur terre et ce qui est au ciel est rassemblé dans l'unité. Il est la tête de l'évolution humaine. Si nous pensons que toute la création est comme un homme, cet homme-là ce sera cet Homme universel Jésus-Christ. Toutes les créatures ont en Lui la vie, sans perdre leur identité et leur qualité, de même, d'une certaine manière, que les cellules dans un corps.

Le corps de cet Homme universel est impur, parce qu'il est le corps d'un homme pécheur. La création entière a été corrompue par le péché. L'Homme universel ne peut avec ce corps parvenir à la demeure dont il est issu, parce que sa demeure est un lieu saint où ne peuvent entrer que les saints — le corps impur ne peut y entrer. C'est pourquoi cet Homme universel est entré dans la tombe, la terre, avec son corps pécheur pour y être enseveli.

J'ai la sensation d'être moi-même la tombe, la terre, ou la mer. Je suis détendu et je m'oublie moi-même, moi qui suis assis en Padmasana. C'est maintenant la terre qui est mon corps. Et ce corps est le cadavre. L'Homme universel Jésus-Christ, qui rassemble en Lui-même chaque être et ses fardeaux, s'ensevelit avec nous. Il le fait comme un feu consumant, le Soleil du soleil. Nous avons vu précédemment que nous sommes la terre, le lieu où demeure le Christ. Il me faut me préparer à accueillir le Christ. Jean-

Baptiste est venu, précédant le Christ, pour préparer sa route. Je demande l'aide de la Bienheureuse Vierge Marie. Elle sait comment se préparer à accueillir le Christ. Elle me fait participer à sa maternité. Je me livre à elle, elle m'unit à elle et fait de moi une mère qui puisse donner naisssance au Christ. Je ne fais qu'un maintenant avec la terre-Mère. Je me jette aux pieds de l'Homme universel Jésus-Christ et Lui fais cette prière : « Seigneur de l'univers, je suis prêt à suivre ta route, tes enseignements. Je suis prêt à subir toute souffrance, toute peine, toute mort. En ce moment, Tu entres en moi comme un feu consumant qui porte toutes les souffrances et les peines de l'univers entier. Je suis prêt à être en Toi offert en sacrifice, comme ta Mère, la Bienheureuse Vierge Marie. Elle est ta Mère et son cœur fut transpercé par les sept douleurs. »

L'Homme universel Jésus-Christ me dit : « Lorsque je viens en toi, il te faut prendre part avec moi à cette même croix que je ne cesse de subir depuis le commencement de mon incarnation, spécialement lors de mon baptême, de ma vie publique, de ma passion, de ma mort sur la croix et de ma mise au tombeau. Si tu es prêt, je viendrai en toi. Si tu crois en moi, si tu subis avec moi la peine de la mort, tu peux t'élever avec moi jusqu'en la vie éternelle, la vision béatifique ». Cette peine de la mort est la peine que chacun doit subir lorsqu'il accepte d'être délivré du péché. Péché qui est déjà présent dans notre corps, notre esprit, toute notre personne. Ce péché nous donne en abondance plaisirs et joies de ce monde. Accepter de nous détacher du péché constitue le plus grand sacrifice, l'agonie, la peine de la mort.

Uni à la Passion du Christ

Quand je serai prêt, l'Homme universel Jésus-Christ viendra et entrera en moi. Je regarde le soleil couchant, et par l'intermédiaire du soleil je vois le Soleil de gloire, le

Christ. Maintenant mes yeux se ferment et le Soleil de gloire entre en moi. Maintenant l'homme intérieur s'éveille lentement dans la lumière de l'Homme universel Jésus-Christ. L'œil de l'homme intérieur est ouvert, je vois en moi, tel un feu consumant, l'Homme universel Jésus-Christ en qui sont rassemblés le soleil, la lune, les étoiles et tous les êtres créés. C'est toute la création que je vois en moi. Dès que se ferme le regard extérieur et que s'ouvre le regard intérieur, je vois mon être intime, — ce que je suis en vérité. Cette vision est en quelque manière semblable à la vision de saint Paul. Le Christ, tel une lumière brûlante, l'environna de ses éclairs, lui ferma le regard extérieur et lui ouvrit le regard intérieur. Son regard intérieur étant ouvert, il se vit lui-même — son être intime — en toute clarté ainsi que l'Homme universel, Jésus-Christ, qu'il persécutait. Saint Paul accepta de subir le grand sacrifice, la peine de la mort. Quand il prit conscience de son état de pécheur, il se livra au Christ et suivit son appel. A partir de ce moment, sa force et sa foi ne cessèrent d'augmenter. Il s'offrit lui-même en sacrifice au Seigneur, et le Seigneur lui donna la grâce de subir toutes les persécutions et les souffrances pour le corps universel de Jésus-Christ.

C'est alors que Jésus, par sa lumière, me fait prendre conscience de mes impuretés. En voyant mes péchés, et non seulement mes péchés mais les péchés et les souffrances de toute l'humanité — j'accepte d'être consumé dans le feu du Christ. En cet instant, j'assume volontairement mes amis, leurs problèmes, leurs souffrances et leurs péchés, dans le Christ, bien qu'ils n'aient pas conscience de m'y faire participer. C'est aussi pour eux que je subis volontairement la peine de la mort. Lorsque je me consume dans le feu du Christ, ce n'est pas moi-même que je perçois se consumant dans le feu du Christ — mais tous mes amis, la création entière. La grâce de ma prière va rejoindre chaque membre de l'Homme universel Jésus-Christ.

Si, volontairement et dans la foi totale, j'intercède pour

quelqu'un qui m'a demandé de prier pour lui, et si je subis avec lui la peine de la mort, bien que lui ne m'y fasse pas participer volontairement, il recevra, sans aucun doute, la grâce de ma prière. C'est là une conséquence constante de mon sacrifice et, bien entendu, de la grâce de Dieu.

Je perçois alors que ce n'est pas moi qui suis assis là, mais que c'est l'Homme universel Jésus-Christ qui est assis là dans le jardin et subit l'agonie, la peine de la mort. Mon corps est le corps du Christ, mon sang est le sang du Christ. Quand l'Homme universel Jésus-Christ subissait l'agonie, Il portait en lui la création entière et son fardeau. A ce moment-là, Il a volontairement subi la souffrance de toute l'humanité. J'étais là dans son corps et avec le Christ je participais à sa souffrance, mais je n'en avais pas conscience. Ce n'est que maintenant que, volontairement, je participe avec le Christ à la peine de la mort.

Lorsque le Christ vivait au milieu de son peuple, la croix qu'Il portait correspondait aux situations survenant dans ce peuple. Mais, lorsqu'Il s'agenouilla dans le jardin pour prier, toutes les croix, croix des générations passées, croix des générations présentes et des générations futures, se rejoignirent en un seul Dieu. Que son agonie a donc été terrible ! Sa sueur devint du sang. Il proférait sa plainte vers son Père : « Père, disait-il, si Tu le veux, fais que cette coupe passe loin de moi. Cependant, que ce ne soit pas ma volonté qui s'accomplisse mais la tienne. » De la même manière, lorsque nous œuvrons et agissons parmi les hommes, nous rencontrons des croix et nous devons les porter avec patience. Et, lorsque nous nous retirons pour prier, toutes ces croix se rejoignent en un seul lieu, comme dans le Christ. Ce sera là une très grande douleur, mais nous devons la subir elle aussi. Si nous subissons volontairement cette grande douleur en notre propre personne, nous aurons alors la force suffisante et même davantage pour supporter la peine qui surviendra dans notre vie quotidienne. Jésus-Christ a subi avec courage cette terrible agonie lorsqu'Il priait dans le jardin, Il a pu ainsi affronter lui-même la passion et la mort sur la croix pour le salut du Corps universel.

C'est ainsi que je me consume dans le feu du Christ jusqu'à ce que je sois réduit en cendres. Les cendres sont l'élément le plus pur de la nature, ce qui reste après que le sacrifice ait consumé et dissipé toutes les impuretés. C'est pourquoi je me consume dans le feu du Christ jusqu'à devenir ce que je suis vraiment, ma vraie nature. Ma vraie nature, c'est ce qui a été créé par Dieu. Lorsqu'Il a créé l'homme, Dieu a dit : cela est très bon. Dieu m'a créé à sa propre image, Il m'a créé comme son propre fils. Voilà ce qui reste après que j'aie subi la mort avec l'Homme universel Jésus-Christ. Cela ne me concerne pas seulement moi-même, mais l'humanité entière, la création entière, telle un corps unique. Je ne puis subsister seul par moi-même. C'est l'Homme universel qui me sanctifie et m'unit à Lui dans sa filiation.

Dans le Père, par l'Esprit

A présent, je suis saint dans le Christ. A présent, je ne fais qu'un avec le Christ, entraîné vers le Saint des Saints, le sanctuaire intime, l'Akasha, le Ciel, la crypte du cœur, cet espace vide (sounnyata) ou encore le Royaume de Dieu. Dans ce silence profond j'entends une voix, une voix qu'aucune oreille n'a jamais entendue et qu'aucune intelligence n'a jamais comprise. C'est la voix qui monte de ce qu'est en profondeur ma filiation dans l'Homme universel Jésus-Christ. C'est cette voix qui me rend capable de prendre conscience de ce fait : Dieu est mon Père, je suis son fils bien-aimé qui ne fait qu'un avec le Christ. C'est cette voix qui m'apprend comment prier.

C'est la voix de l'Esprit — l'Esprit du Fils de Dieu, Jésus-Christ — que Dieu a envoyé dans mon cœur. Cet Esprit me remplit, Il m'entraîne dans le cœur du Père et m'unit au Père par le Fils, dans l'amour, la joie et la paix de la Sainte Trinité. Je suis dans le sein du Père, semblable à un bébé dans le ventre de sa mère, rempli du Saint-Esprit dans le Christ, le fils bien-aimé, je m'écrie « Abba », Père. Le même Esprit qui fait s'écrier le Fils, fait également que le Père s'écrie : « Tu es mon Fils bien-aimé, en Toi je me suis complu ». Le Père et le Fils sont ici unis dans l'Esprit. Je deviens davantage conscient de la transformation qui se produit en moi, à l'intérieur de la vie divine de la Sainte Trinité. Lorsque le Fils, rempli du Saint-Esprit, appelle son Père du fond de son cœur en disant « Abba », Père, il est certain que le Père répondra à cet appel. Si nous aimons le Père de tout notre cœur, notre âme, notre esprit, notre force, le Père dans son amour nous fera certainement partager sa vie intime à nous qui sommes son Fils. A qui le Père révélera-t-il le secret de son mystère si ce n'est au Fils ? Ce n'est que lorsque je prends conscience par le Saint-Esprit que je suis le Fils bien-aimé de Dieu dans le Christ, que je puis appeler Dieu « Abba ». C'est de cette manière que l'Esprit prie en moi.

Puisque l'Esprit est en relation avec le souffle, comme nous l'avons vu précédemment, la prière de l'Esprit sera, elle-aussi, en relation avec le souffle [147]. C'est ainsi que lorsque j'inspire, j'inspire « Yeshou », et lorsque j'expire, j'expire « Abba » par le souffle de l'Esprit. Lorsque j'inspire « Yeshou », j'ai la sensation de faire partie de Jésus autant et même davantage que le souffle fait partie de moi. Il m'est difficile de dire où se trouve en moi le souffle, le Prana ou le Shakti. Il est partout dans mon corps. De même, le Christ est partout dans mon corps. Je perçois

147. Pour éviter toute équivoque, précisons qu'il ne s'agit pas dans ce témoignage de techniques aboutissant à un résultat déclenché par une sorte de mécanisme infaillible mais de « méthode », de « chemin », se situant dans un contexte de réceptivité, d'accueil et d'ouverture au Don reçu. On ne cherche pas à réaliser quelque chose, on se rend disponible par des moyens dont on n'oublie jamais la valeur relative. (N.D.L.R.)

progressivement que mon corps est le corps du Christ et que mon sang est le sang du Christ, au niveau le plus profond. Lorsque j'expire, je me perçois comme étant le Christ, ou comme étant le Christ, tel un unique corps universel constitué à partir de l'humanité entière, la création entière, corps rempli du Saint-Esprit et uni au Père. Chaque fois que j'inspire et que j'expire, je sens que je suis entraîné de plus en plus profondément dans l'union avec le Christ et avec le Père dans l'Esprit. Dans ce flux intérieur du souffle, tout mon être s'élève progressivement de la terre, du sol, vers le Père. Le flux intérieur du souffle devient le flux de l'Esprit qui éveille toute ma personne et m'unit au Père par le Fils. Parfois, je puis être entraîné dans un profond silence. A ce moment, je parviens à la tranquillité parfaite. A ce moment, j'atteins le vide complet de moi-même, et la Sainte Trinité me remplit d'amour, de joie et de paix. Une complète transformation se produit en moi.

L'Union en sa plénitude

Ce flux intérieur qui monte du fond de notre être est la force intérieure, le Prana Shakti, qui soutient notre vie. Il constitue la puissance vitale qui doit s'unir à la puissance suprême. En vérité, elles ne font qu'un. Mais il faut que nous en prenions conscience. Notre esprit (Mana) ne doit faire qu'un avec ce Shakti. La puissance vitale qui est en nous s'appelle le Koundalini Shakti. Selon les enseignements du Yoga, ce Koundalini Shakti se trouve au bas de la colonne vertébrale, c'est-à-dire à la base de notre être. Ce Shakti est comparable à un serpent. Chez une personne qui a pris conscience d'elle-même, la queue de ce serpent se trouve à la base de son être, à terre (au bas de la colonne vertébrale), et la tête du serpent se trouve sur la tête de cette personne, c'est-à-dire dans le ciel. Ceci signifie que la personne est entièrement remplie par cette puissance. Mais chez d'autres personnes, la tête et la queue de ce serpent demeurent enroulées ensemble, au bas de la colonne vertébrale. Le but de notre méditation et de nos exercices spirituels consiste à éveiller ce serpent et à le faire monter du bas de la colonne vertébrale vers la tête. Lorsque ce serpent atteint le sommet de la tête, l'homme atteint son plein développement. C'est alors que l'évolution humaine atteint son achèvement. C'est alors que le serpent (la puissance vitale) s'élève au-dessus du monde, de ses passions, de ses désirs, et se met à danser au rythme du cosmos, sa queue demeurant sur le sol. C'est par cette danse du serpent que nous sommes agréables à Dieu et que nous gardons notre équilibre entre la terre et le ciel.

C'est alors que le bouton de Lotus qui se trouvait à terre, au bas de la colonne vertébrale, ouvre ses mille pétales et diffuse sa beauté dans les trois mondes [148].

C'est alors que l'homme déchu, le premier Adam, représenté symboliquement comme un serpent, monte à la croix, l'arbre de vie, et rejoint Jésus-Christ. Jésus-Christ est cette croix, cet arbre de vie. Dire que Dieu est devenu homme signifie qu'Il a assumé le corps du premier Adam, de l'humanité déchue. Le second Adam, c'est l'humanité nouvelle ; en cela que Dieu a pris la nature de la première création et l'a transformée en une nouvelle création. Le second Adam s'est servi de la Croix comme d'un arbre de vie pour que le premier Adam parvienne au sommet de l'arbre. C'est pourquoi Il dit : « De même que Moïse a élevé le serpent dans le désert et que ceux qui le regardèrent furent sauvés, ainsi, de la même manière, le Fils de l'Homme doit être élevé sur la croix afin que puissent être sauvés ceux qui regardent vers Lui. »

C'est alors que s'unissent le Shakti de Dieu et le Shakti de la créature. C'est alors que s'unissent le *paramatma*, l'Esprit divin, et le *jivatma*, l'esprit humain. C'est alors

148. Ces trois mondes sont la Terre, l'Au-delà et les Cieux où Dieu habite.

que s'unissent le créateur et l'homme, l'humanité, toute la nature. C'est alors que l'homme voit Dieu face à face, que le Fils voit le Père face à face. C'est alors que le Fils prend conscience que « Moi et le Père nous sommes un. Le Père est en moi et moi dans le Père. Celui qui me voit, voit le Père ! » C'est alors que saint Paul dit : « Ce n'est pas moi qui vis, mais le Christ qui vit en moi. » C'est alors que Shankara prit conscience de la vérité de l'Advaïta : « Moi et Dieu, nous ne faisons pas deux. » C'est alors que les Rishis et les sages oublient leur faiblesse en prenant conscience de la grandeur de Dieu. Ils s'étaient perdus en Dieu et perçoivent que « Aham Brahmanasmi » — « je suis Brahman ». C'est alors que l'individu va au-delà de tous ses désirs et se vide de soi-même. C'est alors que Bouddha prit conscience de la Sounnyata, du vide. C'est alors que se fait le vide de l'intelligence et de l'esprit, mais ce vide est en lui-même plénitude. C'est alors que le texte de l'Upanishad dit : « Cela est plein, ceci est plein, de la plénitude vient la plénitude. Otez la plénitude de la plénitude et seule demeure la plénitude. » C'est alors que Jésus-Christ a levé les yeux vers le ciel, chaque fois qu'Il a prié. Selon la Bible, c'est alors le Ciel ou le Royaume de Dieu. C'est alors que l'homme a pris conscience de l'Akasha, du ciel, du sanctuaire intime, de la Moulasthana, de la crypte du cœur, comme étant le Saint des Saints. Le but de toute religion est d'y atteindre. Le Samadhi, la contemplation, consiste à s'y trouver. Très près de nous, et en même temps très éloigné. Dans la matière, et en même temps au-delà de la matière. Il est très facile d'y accéder, et il est très difficile d'y accéder. Seul l'Esprit de Dieu peut nous y introduire. Nous sommes remplis du Saint-Esprit. Si nous prenions conscience que nous sommes remplis du Saint-Esprit, si notre esprit et notre volonté s'unissent à l'Esprit, nous pouvons aisément y accéder. Si nous n'y accédons pas, notre évolution n'atteindra pas son achèvement. Le Christ nous dit « le Royaume de Dieu est à portée de la main » — très proche de nous. Il est uniquement ici, au-dedans de nous ; frappe et il te sera ouvert.

La vie dans le Royaume de Dieu

Le soir, lorsque je vais dormir, je me mets dans cette disposition intérieure et je m'endors dans la Sainte Trinité, avec l'Homme universel Jésus-Christ, rempli de l'Esprit, dans le Père. Contempler signifie dormir dans le sein du Père, comme un enfant dans le ventre de sa mère.

Au petit matin, lorsque je sors de mon sommeil de contemplatif, assis en Padmasana, je m'efforce de rester quelque temps dans cette disposition intérieure. A ce moment, je suis conscient de ce que je fais. Quand je dors, je ne suis pas conscient de ce que je fais. Je m'efforce de conserver cette perception de plus en plus profonde que je ne fais qu'un avec le Corps universel de Jésus-Christ, rempli de l'Esprit, dans le Père. A présent, le soleil, la lune, les étoiles et toutes les créatures sont en moi, dans l'Homme universel, dans le Père.

Le matin, quand j'ouvre les yeux, je découvre une nouvelle création, venant du Père, remplie de l'Esprit-Saint par le Seigneur ressuscité. Je perçois que je ne suis plus maintenant la même personne, Je suis un homme nouveau. Tout au long de la nuit, lorsque j'étais dans mon sommeil de contemplatif, non seulement je m'étais moi-même transformé, mais tout ce que je vois, tous mes amis, mes proches, les animaux, les oiseaux les plantes, la création entière se trouvent changés. Je vois tout de façon nouvelle. Je vois, se levant à l'est, le soleil qui est sorti d'au-dedans de moi lorsque j'ai ouvert les yeux. Dans ce soleil, je vois le Seigneur ressuscité se tenant devant moi, tel mon satgourou, mon jagad Gourou — Seigneur et maître de l'Univers. A présent, je vois toute chose dans la lumière glorieuse du Seigneur ressuscité. Réuni à toute l'humanité, aux animaux et à la création entière, comme un unique corps, je m'incline aux pieds du Gourou et accomplis le Gourou Namaskara [149] puis je chante le mantra Gayatri :

« Om Bhour, Bhouvas, Svaha,
Tat Savitour Varenyam,
Bhargo Devasya Dhimahi,
Dhiyo Yo Nah Prachodayat,
Om Shanti... Shanti... Shanti... »

« Le Verbe qui est présent dans ce monde, dans l'au-delà et dans les cieux, qui est la source de tous les êtres, qui illumine notre cœur et notre esprit. Nous adorons la lumière de sa propre gloire. Om, Paix... Paix... Paix. »

J'accomplis ensuite quelques autres exercices de Yoga ; Pranayama et Asanas, pour me préparer à ma vie en société. Puis je me rends en communauté adorer dans le temple où les enfants de Dieu chantent et prient Dieu le Père, en union avec tous les êtres créés, les rassemblant autour du Seigneur ressuscité comme un unique corps rempli du Saint-Esprit. Je me rends alors aux autres activités de la communauté. Telle est, pour moi, la vie dans le Royaume de Dieu.

Quand nous sortons de cette forme de prière, remplis du Saint-Esprit, le monde nous apparaît comme le Royaume de Dieu. Nous savons maintenant que nous sommes fils de Dieu. C'est pourquoi nous devons vivre comme des fils de Dieu. Les fils de Dieu sont toujours à l'écoute de l'Esprit et considèrent Dieu comme leur Père. Les enfants accomplissent toujours la volonté du Père. Nous en arrivons naturellement à nous aimer les uns les autres. Pendant que nous étions en contemplation, nous avons pris conscience que nous sommes tous les membres d'un unique corps. Lorsque je sors, je perçois spontanément que les autres personnes font partie de mon corps. Il n'y a pas pour moi de difficulté à aimer. Des enfants s'aiment les uns les autres

149. Namaskara désigne la salutation matinale. N.d.T.

comme les frères d'un corps unique, le corps mystique, de l'Homme universel Jésus-Christ. Telle est la Sainte Famille, la grande Famille, la Famille Trinitaire. Tel est le Royaume de Dieu.

La tentation de puissance

Désormais, tout fils bien-aimé doit vivre comme vivait l'Homme universel Jésus-Christ. Notre vie doit être, elle aussi, conforme à la sienne. Jésus-Christ a toujours accompli la volonté du Père, nous pouvons le constater tout au long de sa vie. Nous n'examinerons qu'un des événements où Il nous enseigne comment nous devons nous conformer à la volonté du Père et non à notre propre volonté. Lors de son Baptême (au commencement de sa vie publique), pendant que le Christ priait, les cieux s'ouvrirent et le Saint-Esprit descendit sur Lui sous une forme corporelle, telle une colombe. Puis une voix vint du ciel : « Tu es mon propre fils très cher, je me complais en toi. » Jésus, plein de l'Esprit-Saint, revint du Jourdain, et Il fut conduit au désert par l'Esprit. Il était toujours conscient de ce que l'Esprit lui disait. Dans tout ce qu'Il faisait, Il agissait conformément à la volonté du Père. Il n'a jamais rien fait selon sa volonté propre. Pendant qu'Il était dans le désert, Il élevait sa pensée vers le ciel et continuait à ne faire qu'un avec le Père. A ce moment, dirais-je, le Christ était en Samadhi. Il n'était pas conscient de son corps ou du monde autour de Lui. Il avait seulement conscience de son Père dans le ciel. Pendant qu'Il était en contemplation, la création entière était en Lui. Tout était pour Lui dans une tranquillité parfaite. Après quarante jours, quand Il prit conscience de son corps et du monde qui l'entourait, Il désira satisfaire les besoins de son corps. Il sentit qu'Il avait faim. Il savait qu'Il était le Fils de Dieu et qu'Il était rempli de la puissance du Saint-Esprit. Voyant une pierre devant Lui, une pensée monta en Lui — « J'ai le pouvoir de transformer cette pierre en pain ». Il pensa de la sorte car Il était un homme semblable à nous, mais, en même temps, Il était conscient d'être le Fils de Dieu. « Et, si je suis le Fils de Dieu, pensa-t-Il, je dois considérer également la volonté du Père.» Il se mit à l'écoute du Saint-Esprit, et Il entendit quelque parole comme celle-ci : « L'homme ne vit pas seulement de pain. » Il prit alors conscience que la volonté du Père n'était pas qu'Il transforme la pierre en pain. Il prendrait de la nourriture lorsqu'Il reviendrait en Galilée. « Maintenant, la Parole de Dieu, la volonté du Père, est ma nourriture. Sois patient, souffre un peu, maîtrise-toi, maîtrise ton désir. »

A ce moment, une autre pensée monta en Lui. Il vit, pendant qu'Il se tenait sur la montagne, tous les royaumes de la terre et leur grandeur. Il savait qu'Il était le Fils de Dieu, plein de puissance. « Tous ces royaumes ont été remis entre mes mains, tout est à moi. Je suis le maître du monde entier. Je puis me servir de ces royaumes selon ma volonté et les donner à celui que j'aurai choisi. Que tout homme m'adore. » Toutes ces pensées montèrent en Lui, car Il était un homme. Mais Il se tourna vers le Père et Il écouta l'Esprit. Il entendit : « Adore le Seigneur ton Dieu, et ne sers que Lui. » « Je ne prendrai pas la place de mon Père. Prière et adoration Lui sont dues. Il m'a tout donné. Ce n'est pas à moi. Tout appartient à mon Père. »

A ce moment, une autre pensée monta en Lui. Il se tenait à l'endroit le plus élevé du Temple de Jérusalem. Ce lieu est entre le ciel et la terre. « Si je suis le Fils de Dieu, pourquoi ne puis-je pas, d'ici, me jeter en bas ? Dieu ordonnera aux anges de prendre soin de moi. Dieu m'a donné des anges pour me servir ». Regardons comment réfléchit un homme quand il sait qu'il est si grand et si plein de puissance. Ici encore, le Christ ne succomba pas. Il se tourna vers le Père et écouta le Saint-Esprit. Il entendit : « Tu ne mettras pas à l'épreuve le Seigneur ton Dieu ».

C'est de cette manière que les tentations surviennent en chaque homme. La tentation est plus forte chez celui qui est plein de puissance, de Siddhis. Cependant, un homme qui écoute toujours l'Esprit au-dedans de lui et qui accomplit la volonté de Dieu, n'est jamais séparé de Dieu par la tentation. Tel est celui qui vit dans le Royaume de Dieu. Pour lui, il n'existe qu'un seul monde, le Royaume des cieux. Il voit le Père face à face par l'intermédiaire de ce monde. Ainsi ce monde se transforme-t-il en Royaume de Dieu. Mais nous devons toujours être conscients que nous sommes les enfants de Dieu et que nous ne devons rien faire selon notre volonté et notre désir.

Ainsi le Christ vainquit sa tentation si forte qu'elle fût. C'est de cette manière que nous devons vaincre nos tentations. Le Christ a toujours vécu comme le Fils bien-aimé de Dieu, rempli du Saint-Esprit, ne faisant qu'un avec son Père.

Prendre la place de Dieu

Considérons maintenant le premier Adam dans le Paradis. Lorsque Dieu le créa, il était aussi, comme le Christ, rempli du Saint-Esprit et de puissance. Il voyait Dieu face à face. Dieu lui donna la création entière et lui dit : « Tout cela Je te le donne, à toi de t'en servir et d'en être le maître ». La tentation survint pendant qu'il était dans le paradis. Il savait qu'il était le fils de Dieu. Il se mit à penser : « Le monde entier est à moi, tout m'obéit. Si tout est à moi, pourquoi ne puis-je m'en servir selon ma volonté ? » Il mangea le fruit de l'arbre qui avait été placé là pour Dieu et par sa volonté. Il prit la place de Dieu. Dieu avait dit : « Tu ne mangeras pas le fruit de l'arbre qui est au centre du jardin ». Cela signifie : tout est à toi. La création entière t'entoure. Tu te trouves en son centre. Tu peux tout prendre pour t'en servir, tu peux manger de tout ce qui t'entoure, mais tu n'en mangeras pas selon ta propre volonté[150]. Cela signifie que tu ne dois pas prendre la place de Dieu. Mais le premier Adam agit selon sa volonté et non conformément à la volonté du créateur qui lui avait tout donné.

Le premier et le second Adam affrontèrent la même tentation. Lorsque chacun d'eux, soit le premier, soit le second Adam, devint conscient qu'il était l'image de Dieu, qu'il était le Fils de Dieu, qu'il était le maître du monde entier, plein de puissance et de force, que tout lui était soumis, que tout était pour lui, alors monta en lui le désir de prendre la place de Dieu et de ne dépendre que de sa propre volonté. Rien ne se trouvant au-dessus ou au-dessous de lui. Il eut la sensation qu'il était lui-même Dieu. « Que me soient rendus gloire et honneur, que chacun m'adore ». C'est alors que le premier Adam succomba à la tentation. Il agit conformément à sa propre volonté. Il n'écouta pas la voix de l'Esprit. Mais le second Adam fut vainqueur de sa tentation. Il écouta l'Esprit et Il accomplit la volonté de Dieu.

Il est intéressant de raconter ici l'histoire de Ravana, d'après nos écritures indiennes. Ravana était un grand Tapasin et un grand Yogi. Il accomplissait son Tapas[151] dans l'Himalaya. Il contemplait le Dieu Shiva et avait obtenu le Siddhis, le pouvoir, de maîtriser l'univers entier. Alors Ravana prit conscience qu'il avait acquis le pouvoir

150. Pour Swami Amaldas, la volonté propre de l'homme est le fruit de celui — arbre ou homme — qui est au centre du jardin, fruit défendu par Dieu. N.d.T.

151. Le Tapas est un entraînement pour ceux qui sont en recherche d'une vie supérieure. Tapas signifie littéralement « chaleur », c'est-à-dire le feu intérieur, l'énergie, qui rend possible de maîtriser le corps et l'esprit. Cette puissance est engendrée par des pratiques ascétiques telles que le jeûne, le silence, l'auto-discipline. Le Tapas suprême consiste à fixer son esprit sur le Soi suprême. Toutes les autres pratiques ascétiques ne visent qu'à cette seule fin. Swami Amaldas, *Yoga and Contemplation*, pp. 19-20.

de faire trembler même la demeure de Shiva, qui est le ciel. Cela signifie qu'il voulait prendre la place du Dieu Shiva. Son désir augmenta à l'extrême, comme nous l'avons vu dans le premier et le second Adam. Ravana se rendit au pied de la montagne Kailash, la demeure de Shiva, et fit trembler la montagne, pendant que Shiva était assis en Padmasana, en compagnie de son épouse Parvati. Shiva ouvrit les yeux, regarda autour de lui et demanda : « Qui est cet homme qui fait trembler ma demeure ? Qui est cet homme puissant ? » Parvati, dans sa peur, s'appuyait sur l'épaule de Shiva. Tous les êtres célestes furent effrayés. Le Dieu Shiva vit Ravana, lui qui avait reçu de lui le pouvoir et qui faisait trembler sa demeure. Shiva appuya sur la montagne avec l'orteil de son pied droit. La poussée descendit soudainement jusqu'à terre, Ravana et tous les êtres terrestres eurent peur. Dans l'histoire du Ramayana, Dieu s'incarne en Rama et tue Ravana qui était devenu une puissance du mal, une puissance démoniaque. Ravana personnifie l'individu mauvais qui se sépara de Dieu à cause de son orgueil.

C'est cette même tentation que tous les enfants de Dieu ont à affronter tout au long de leur vie en ce monde. Que le second Adam soit notre guide et notre force !

Vivre en enfants de Dieu

Contempler signifie vivre dans le Royaume de Dieu comme le Christ y a vécu. Le Christ, chaque fois que s'élevait un désordre quelconque et qu'Il ne pouvait pas voir la volonté de son Père, avait l'habitude de se retirer hors de la foule vers un lieu solitaire, de s'élever dans l'Akasha et de rester à l'écoute de l'Esprit dans un profond silence. Dans ce profond silence où il n'y a aucun des bruits du monde. Il gardait lui-même le silence. Par l'Esprit, le Père du ciel lui faisait connaître sa volonté. Jésus-Christ, rempli de l'Esprit Saint, quittait de nouveau sa contemplation pour aller au milieu des hommes.

Prier signifie vivre dans le Royaume de Dieu. Ceci est manifeste dans la prière que le Christ a enseignée aux apôtres. Jésus a prié tout au long de sa vie. De nombreuses fois, les apôtres ont vu Jésus prier. Ils voyaient que Jésus priait, mais ils ne pouvaient pas comprendre comment Il priait. C'est pourquoi les apôtres Lui demandèrent : « Seigneur, enseigne-nous, nous aussi, à prier », et Il répondit : « Quand vous priez, priez ainsi " Nore Père qui es aux cieux, que ton Nom soit sanctifié " ». Quel est le sens de cette prière ? Prendre conscience que Dieu est notre Père, qu'Il est le Saint, qu'Il habite au ciel et que nous sommes ses enfants. « Que ton règne vienne, que ta volonté soit faite sur la terre comme au ciel ». C'est le propos des enfants de Dieu. Que ce monde devienne le Royaume de Dieu, où les enfants considèrent ce monde comme étant le ciel et accomplissent la volonté du Père. « Donne-nous aujourd'hui notre pain quotidien ». Quel que soit le besoin des enfants, le Père le satisfait. Les enfants ne doivent pas s'en préoccuper. « Pardonne-nous nos offenses, comme nous pardonnons nous-mêmes à ceux qui nous ont offensés ». Si les enfants se pardonnent les uns aux autres, alors le Père pardonnera les offenses que les enfants ont commises envers Lui. « Ne nous soumets pas à la tentation, mais délivre-nous du mal ». Les enfants de Dieu seront tentés comme le premier Adam, mais soyez vigilants et considérez la volonté du Père.

Chez un grand nombre de personnes au temps de Jésus, la conception de la prière était complètement différente. La prière était devenue simplement une activité pleine de mots vides. La prière n'avait aucune relation avec la vie réelle. Elle ne comportait aucune transformation de la vie. A travers chaque acte de sa vie, Jésus a enseigné à ses apôtres ce qu'est la prière et comment prier. Il y eut des moments où ils purent voir Jésus, assis, au calme, en un endroit, les yeux levés vers le ciel. Même si c'était une prière silencieuse, ils percevaient cependant que Jésus priait. C'est ainsi que nous pouvons comprendre la question des apôtres : « Seigneur, apprends-nous à prier ». Et dans la prière que Jésus enseigna, Il rendit manifeste que prier et contempler signifient vivre dans le Royaume de Dieu.

IV. MÉDITATION SUR « OMKARA SHABDA » [152]

Sens du mot « Om » :
Anahata Shabda - Verbe incréé
Ananta Shabda - Verbe éternel
Adi Shabda - Verbe originel
Maha Shabda - Verbe éminent
Para Shabda - Verbe suprême
Brahma Shabda - Verbe de Brahmane (Dieu).

Om représente Brahmane lui-même, ou Dieu Lui-même. Om est la propre manifestation de Brahmane, en tant que Shabda, le Verbe. Cet Om est la source de toutes choses. Om est la lumière de gloire elle-même, « swayam jyoti », qui illumine les cœurs et les esprits de chaque homme. Om est présent dans ce monde, dans l'au-delà et dans les cieux. L'univers entier, les trois mondes, tous les Devas, Brahmane lui-même, subsistent en Om. Hors de Om, il n'y a rien.

« Logos » signifie « Verbe », « Parole ». Au commencement était le Verbe. Le Verbe était avec Dieu, le Verbe était Dieu. Tout est venu par Lui, rien n'existe sans le Verbe, et le Verbe est la vie qui donne à l'homme la lumière. Le Verbe est lumière. Le Verbe est devenu homme en Jésus-Christ.

Lorsque nous méditons sur Om, il nous faut réunir le sens plénier de Om et le sens plénier de Logos, Verbe. Le sens de Logos est identique à celui de Verbe. Mais quand

152. Il ne s'agit pas d'une répétition (japa) du vocable Om, mais d'entrer soi-même en harmonie avec ce qu'il signifie. Le son nasal M est d'ailleurs considéré comme indicible (avâcya). N.d.T.

je dis Om, j'entends signifier tous les sens de Om et de Logos.

Le Shabda, le Verbe, procède de la réalité suprême, Brahmane, Dieu, le Père. Ce Shabda c'est Om. Cet Omkara Shabda, le Verbe, exprime une pensée et il est engendré par le souffle de l'Esprit (Atma) de Brahmane. Ainsi en Om, c'est Dieu, Brahmane, qui Se communique Lui-même. Om est la sagesse de Dieu — la création entière se trouve contenue en cette seule parole, et l'Homme universel Jésus-Christ est la manifestation de cet Om, ce Verbe.

Cette méditation continuelle, en profondeur (Dhyana), de Om n'est possible que lorsque notre pensée et notre corps (manas et sharira), notre souffle et notre esprit (prana et Atman) entrent en harmonie. Le verbe Om se trouve exprimé lorsque ces quatre parties de nous-même œuvrent ensemble. Notre verbe, notre Shabda, procède de la personne tout entière, de sa connaissance et de sa sagesse.

Il existe trois sons fondamentaux, d'où proviennent tous les autres sons, ce sont A. OU. M. ; le Shabda Om apparaît lorsque ces trois sons se rassemblent dans l'harmonie (Ah + Oh + Oum = Om). Le son « Ah » provient de l'abdomen, lorsque nous expirons l'air de la région abdominale. Le son « Oh » provient du cœur, ou du milieu de la poitrine, lorsque nous expirons l'air de cette région de la poitrine. Le son « Oum » provient de la tête, soit du Bhroumadyam, point situé entre les sourcils, soit de la gorge, lorsque nous expirons l'air de la partie supérieure de la poitrine. Il existe trois chakras, trois centres, principaux correspondant à ces trois sons, l'un dans la région abdominale, l'autre au milieu de la poitrine et le troisième dans la partie supérieure de la poitrine. Il s'agit toutefois d'un son unique, d'un flux continu du souffle. C'est là cependant un point de rencontre où Dieu et l'homme se réunissent et participent ensemble à la vie éternelle, l'amour, la joie et la paix du Royaume de Dieu.

Désormais, lorsque nous inspirons, nous devons percevoir que nous inspirons la volonté et le souffle, l'Esprit de Dieu, et que la volonté et le souffle de Dieu se trouvent insérés dans notre volonté et notre souffle ; et lorsque nous expirons, nous expirons le verbe Om, c'est-à-dire l'acte du Père qui se communique Lui-même.

Lorsque le Shabda « Ah » arrive de la base de notre être, nous percevons que la création entière provient du Père. Lorsque le Shabda « Oh » arrive du milieu, du centre, de notre être, nous percevons que la création entière prend place au milieu, au centre, de notre être, nous percevons que la création entière atteint son achèvement dans l'Homme universel Jésus-Christ. Lorsque le Shabda « Oum » arrive du sommet de notre être, nous percevons que toute la création accomplit sa tâche — Dharma — et nous prenons conscience que la création entière est un unique corps, le corps de l'Homme universel qui est la révélation même de Dieu le Père, qui communique la vie intime de Dieu, de la Sainte Trinité ; le Shabda « Oum » nous introduit à ce silence profond dans le Père d'où procède cet « Om ».

Après un moment (selon le temps dont chacun dispose), il convient de fermer la bouche et de continuer à répéter intérieurement Om avec le son intérieur. Ce son doit disparaître progressivement, et nous devons entrer dans un silence plus profond, une tranquillité et une union plus profondes. Mais nous demeurons cependant conscients de l'activité et de la force intimes de l'homme intérieur, la personne tout entière, qui est perpétuellement tenue en éveil par l'Esprit de Dieu. Il nous est possible de percevoir la force vitale, la force cosmique, la force infinie, qui tient en éveil l'univers, le cosmos tout entier, et l'unit à Dieu [153].

153. Pour ce type de contemplation, la discipline sociale — Yama —, la discipline individuelle — Niyama —, les postures — Asana —, et les exercices respiratoires — Pranayama — doivent être au moins maîtrisés à un bon niveau.

Mantras, Méditation du Nama Japa (nom divin)

Pour méditer, nous pouvons nous servir du Saint Nom de Dieu. Il convient de choisir un Nama Japa (nom divin) qui pourra être soit un seul nom, soit un ensemble de noms de l'Istadeva ou du Devi (manifestation choisie selon laquelle Dieu se fait connaître à l'homme). Ordinairement, c'est le Gourou qui choisit le Mantra pour ses disciples. Quelqu'un peut cependant recevoir le mantra directement de la manifestation divine qu'il s'est choisie.

Avant tout, il convient de prendre une posture confortable. Le mantra peut être répété soit à voix haute, soit mentalement. Chaque fois que nous vocalisons le mantra, par exemple « Om Jesou Christa Jaya Jaya Nam », nous devons percevoir que nous nous approchons de plus en plus du Christ. La répétition orale se poursuit jusqu'à ce que nous sentions que nous ne faisons qu'un avec le Christ. La psalmodie commence sur un ton grave, puis le ton s'élève pour ensuite tomber dans le silence. Au moment suivant de la méditation, la bouche est fermée et la répétition du mantra se continue mentalement au rythme du souffle. Il convient d'entrer dans un silence de plus en plus profond, là où les mots n'ont plus de son, où la pensée n'a même plus d'activité, et d'être là ne faisant qu'un avec le Christ rempli du Saint-Esprit dans le Père. Si quelqu'un, au bout de cinq à dix minutes, en ressent le besoin, il peut poursuivre à voix haute ou mentalement la répétition du mantra, pendant quelque temps, puis entrer dans un silence plus profond. En procédant ainsi, nous pouvons méditer pendant une, deux ou trois heures.

V. MÉDITATION SUR LA TRINITÉ

Se pratique au rythme du souffle inspiré et expiré.

S'asseoir dans une position stable et agréable. Fermer les yeux, respirer de façon continue pendant quelques minutes.

Puis, ouvrir les yeux, et, dans le regard intérieur, regarder la création ; par l'intermédiaire de celle-ci rejoindre l'unique réalité qui est au-delà, présente dans la création, en reconnaissant que le Christ cosmique est cette unique Réalité en qui est rassemblée dans l'unité ce qui est sur la terre et ce qui est au ciel. Le Christ est la tête, et la création tout entière est son corps. Nous constituons le corps mystique du Christ. Il convient de s'oublier soi-même et de découvrir le corps cosmique du Christ. Le corps tout entier doit être bien détendu.

Toute notre connaissance de Dieu et de la religion se résume dans le seul nom de « Yeshou ». En ce domaine, Yeshou est tout, et tout est Yeshou ; moi-même, je suis en Lui, la création tout entière est en Lui, le Père du Ciel est en Lui, le Saint Esprit est en Lui.

Commencer par répéter mentalement le nom de « Yeshou » pendant que l'air est aspiré. Le souffle lui-même doit être le souffle de Dieu. Dieu respire et nous respirons le souffle de Dieu. Le souffle de Dieu, c'est son Esprit. Et non seulement son Esprit, le souffle de Dieu est aussi son Verbe. Son Souffle, c'est Lui-même, son être. Son souffle, c'est sa Personne, sa Volonté, sa Pensée, en d'autres termes : son Fils bien-aimé rempli du Saint-Esprit. C'est ce souffle que maintenant nous inspirons. Chaque fois que nous inspirons en prononçant le nom de « Yeshou » nous devons être conscients de ce mystère : avec le souffle nous nous imprégnons de Jésus-Christ, rempli du Saint-Esprit. Nous aurons la possibilité, à chaque inspiration, de découvrir que le Saint-Esprit nous libère de toutes nos attaches, dans la mesure où nous y sommes préparés. Nous prenons conscience, à ce moment, de la sainteté du Christ cosmique et de notre condition de pécheur. L'expérience de la mort constitue la purification de soi-même dans le feu de la sainteté du Christ. Dans la mesure où nous acceptons nous-même, d'être détachés de notre moi propre, où nous sommes libérés de nous-mêmes, dans cette même mesure nous découvrons le corps mystique du Christ : mon corps est le corps de Jésus-Christ, mon sang est le sang de Jésus-Christ ; si étroite est notre union avec le Christ.

Pendant l'expiration, répéter le nom « Abba ». Le nom « Abba » exprime que nous entrons dans le cœur du Père, remplis de l'Esprit-Saint, unis au Christ cosmique dans sa filiation.

Lorsque nous aspirons l'air, nous avons la sensation naturelle d'une espèce d'élévation au-dessus du sol. Quelque chose nous soulève de la terre vers le ciel. Notre vie est un flux allant de notre source vers nous et de nous vers notre source. Du point de vue religieux, c'est un flux allant de Dieu vers l'homme et de l'homme vers Dieu. Quand nous expirons, nous sentons que nous pénétrons dans ce qui est profond, dans le silence profond, c'est-à-dire dans la profondeur de Dieu. Tel est le flux de la force vitale, le Prana Shakti, au-dedans de nous et dans la création ; ce flux est la manifestation de la force vitale éternelle qui est l'Esprit. C'est ainsi qu'à travers le flux naturel de la force vitale, nous découvrons le flux de l'Esprit. Tel est le flux de l'Esprit, allant de Dieu vers l'homme et de l'homme vers Dieu, du Père vers le Fils et du Fils vers le Père.

C'est le même esprit de Dieu, insufflé dans le Fils, qui tient en éveil le Fils pour qu'il s'écrie « Abba, Père », et c'est le même Esprit qui procède du Père, disant « Tu es mon Fils bien-aimé, en toi je me complais » : tel est le flux de l'Esprit allant du Père vers le Fils et du Fils vers le Père. Au plus haut niveau de la prière, dans la contemplation, le Fils permet à l'Esprit de prier en lui disant « Abba » et écoutant la réponse du Père « Tu es mon Fils bien-aimé ».

Au commencement de la méditation, nous répétons mentalement Yeshou lorsque nous inspirons, et nous répétons Abba lorsque nous expirons. Nous serons alors entraînés progressivement dans un silence de plus en plus profond où disparaissent même le nom de Yeshou et celui de Abba, nous dépassons le sens de ces noms, leurs fonctions, leurs relations, et même la relation à l'idée, au Nom, de Yeshou et de Abba. En d'autres termes, il n'y aura plus la moindre attache à notre moi propre. A ce niveau nous serons conscients de ce que nous sommes — qui suis-je ? — de notre situation véritable en relation avec le Christ cosmique, la création entière, le Père et le Saint-Esprit. Cela signifie que je demeure en tant que personne parmi les Personnes de la Sainte Trinité. Contempler consiste donc à dormir en la Sainte Trinité. Quelle est alors la différence entre le sommeil ordinaire et la contemplation ? Dans le sommeil ordinaire, je ne suis pas conscient de mon être, de ce que je suis. Dans le sommeil de contemplatif, je suis libéré de moi-même, je suis conscient de mon être, de ce que je suis. Je suis entraîné de façon consciente dans le flux de ma vie, dans le flux de l'Esprit. C'est un flux éternel, allant du Père vers le Fils et du Fils vers le Père. Selon la foi chrétienne, nous appelons ce flux le mouvement de l'amour. L'amour est un mouvement éternel allant du Père vers le Fils et du Fils vers le Père. Contempler consiste donc à entrer dans le mouvement éternel de l'amour. Contempler, pouvons-nous dire, c'est découvrir la réalité de la Sainte Trinité, dans la parfaite tranquillité des sens, de l'intelligence et de la pensée. Il s'agit toutefois d'un mouvement conscient qui ne se situe pas au niveau de la conscience inférieure, mais au niveau de la conscience supérieure, au-delà des sens et de l'intelligence.

Dans l'acte de contemplation, il n'est nullement besoin de tirer une quelconque conclusion rationnelle ; ce que je dois faire, au contraire, lorsque je sors de la prière. Je sortirai de la contemplation transformé en la Sainte Trinité, tel un homme nouveau, tel un Fils bien-aimé, qui sera en pleine possession de ses moyens dans toutes ses activités, ses affaires et sa conduite. La contemplation est une transformation.

Nous pouvons commencer la méditation par la lecture d'un passage de la Sainte Bible ou d'autres Ecritures. Après la lecture, nous devons écouter de nouveau la Parole que nous avons entendue, puis y réfléchir et l'assimiler. Pendant que nous méditerons en profondeur la Parole de Dieu, nous parviendrons là où nous nous rencontrons avec les Personnes de la Sainte Trinité. Il est alors bon de résumer toutes les pensées et les réflexions sur ces trois Personnes et de se mettre à répéter mentalement le Saint Nom, au rythme du souffle. Nous serons ainsi entraînés progressivement dans un silence de plus en plus profond où il nous sera possible de découvrir notre unité avec le Christ cosmique, rempli du Saint-Esprit, dans le cœur du Père.

QUATRIÈME PARTIE

UN ESSAI DE PRATIQUE CHRÉTIENNE DU YOGA

I

POUR UNE PRATIQUE CHRÉTIENNE DU YOGA

A moi sont les cieux
et à moi est la terre
et à moi sont les peuples...
Dieu même est à moi et pour moi
parce que le Christ est à moi
et tout entier pour moi.

JEAN de la CROIX

Que peut attendre un chrétien de la pratique du yoga ? La pratique du yoga peut-elle aider celui qui désire progresser dans la prière ?

Plusieurs points peuvent être évoqués successivement, bien qu'ils soient en fait liés.

UNE DÉCOUVERTE DU RÔLE DU CORPS DANS LA RECHERCHE SPIRITUELLE

Au lieu d'être considéré comme adversaire ou obstacle, ou au mieux comme une machine à tenir en bon état, le corps devient collaborateur et ami au service de l'évolution intérieure. Il n'est plus à la traîne, il est intégré dans la recherche spirituelle. Il est assumé, non plus réduit en esclavage. Il est invité à apporter son précieux concours pour nous maintenir en état d'éveil constant, nous apprendre à être ouverts et réceptifs. En Orient, il n'y a pas de cloison étanche entre vie physique et vie spirituelle. L'homme oriental se construit physiquement et spirituellement en même temps ; la recherche spirituelle ne va jamais sans la participation du corps.

Entrer dans l'expérience

Ce travail se fait par des exercices expérimentés depuis des siècles. Ils sont proposés, jamais expliqués. En Occident, on aime parler, justifier, mais difficilement on passe à la pratique. En Orient, tout est fait par voie orale : on brise ainsi le mur de rationalisme qui tendrait à s'introduire subrepticement. L'Occidental est souvent trop pressé de transmettre aux autres. Il doit d'abord s'ouvrir, *entrer dans l'expérience*. Les disciplines orientales, celles du yoga en particulier, l'aideront puissamment à vivre les choses au lieu de réagir par le mental. Elles lui apprendront l'attitude d'accueil et de réceptivité : accueillir les choses telles qu'elles sont, dans une perception pure et directe de la réalité. Quand le mental travaille, nous ne voyons pas les choses, mais les idées des choses. L'Oriental est en contact avec les choses, directement, présent à son corps, aux éléments du cosmos et à soi-même. Cette attitude n'est-elle pas celle du contemplatif qui ne cherche pas à nommer le Mystère, mais à l'expérimenter, à communier avec lui ?

Sens de l'intériorité

De tout temps, l'Orient a été captivé par la recherche de l'Absolu divin dans les profondeurs de l'esprit. L'Occident porté vers l'avoir et le faire, a tout à gagner au contact de traditions qui ont toujours cherché *l'être plutôt que l'avoir* et à élargir la vie intérieure jusqu'au contact avec l'infini. Le yoga est une aide puissante pour retrouver le chemin vers le centre intime de l'être et goûter à l'expérience de l'être, condition de la vie contemplative. Une aide pour prendre conscience de notre espace intérieur et de la profondeur que peut atteindre l'expérience du moi où Dieu se cache. Dans un monde urbanisé où nous sommes happés par le rythme de la machine, le yoga nous offre un ensemble de moyens qui permettent de descendre au niveau où nous pourrons accomplir une démarche pleinement libre. Pour se donner à Dieu, ne faut-il pas d'abord se posséder ? « Je tiens mon âme entre mes mains », dit le Psalmiste. Se posséder pour se laisser saisir plus totalement par Dieu.

Si la mystique chrétienne se distingue de celle de l'Inde, la confrontation est cependant du plus grand intérêt : « La mystique surnaturelle monothéiste traverse d'abord les mêmes étapes psychologiques que la mystique naturelle... L'étude d'une mystique surnaturelle ne peut que bénéficier d'une connaissance approfondie de la psychologie générale et d'une comparaison détaillée avec les mystiques purement naturelles [154]. »

SENS DE LA VIE CONTEMPLATIVE ET DU SACRÉ

Depuis les origines, la vie contemplative n'a cessé de fleurir sur le sol de l'Inde et l'idéal du *sannyasi*, témoin de l'Absolu et de la Présence, libéré de toute obligation sociale pour vivre le Mystère essentiel, est toujours en honneur de nos jours. Nous aurons toujours à apprendre de leurs expériences de prière, d'ascèse et de contemplation. Nous pouvons nous réjouir que soient organisés des collo-

154. J. MARÉCHAL, s.j., *Etudes sur la psychologie des mystiques*, Desclée de Brouwer, II, p. 484.

ques où moines chrétiens et sages orientaux échangent leurs expériences [155].

Nous vivons un moment clé de l'histoire du christianisme. Aux premiers siècles eut lieu la confrontation avec la sagesse et les mystères de l'hellénisme. Il nous est donné aujourd'hui, avec la « renaissance orientale », de vivre la rencontre avec la sagesse et les traditions orientales. Au temps des prophètes, le peuple de Dieu s'était déjà enrichi au contact de la sagesse d'Egypte, de Chaldée et de Perse. Le moment n'est-il pas venu pour l'Eglise de trouver au contact de l'Inde un moyen de mieux faire fructifier ses propres trésors, de redécouvrir son propre patrimoine, entre autres les valeurs contemplatives de sa propre tradition [156] ?

VOIE DE DÉSERT ET DE SILENCE

Les techniques vécues dans le véritable esprit du yoga transforment l'homme intérieur en désert, ce lieu où l'Esprit parle au cœur [157]. Le yoga est une expérience de silence. Pour prier, il faut faire silence et nous pressentons que le silence lui-même peut devenir prière. Assurer le silence, c'est faciliter l'écoute profonde et le dialogue avec Dieu qu'est la prière. Et ce silence que nous cherchons, c'est moins une absence de paroles et de bruits *qu'un état d'être*. Faire silence, c'est laisser décanter tout ce qui trouble et agite pour permettre au moi véritable de respirer : « Mon âme se tient en paix et silence » (Ps 130). La spiri-

155. H. LE SAUX, *La rencontre de l'Hindouisme et du Christianisme*, Ed. du Seuil, 1966.

156. C'est une idée chère au P. H. LE SAUX, fondateur avec le P. MONCHANIN d'un ashram chrétien : voir *Ermites du Saccidânanda, un essai d'intégration chrétienne de la tradition monastique de l'Inde*, Casterman, 1956, et auteur d'une thèse remarquable : *Sagesse hindoue, mystique chrétienne. Du Védanta à la Trinité*, Centurion, 1965.

157. « Je vais la séduire et la conduirai au désert, et je parlerai à son cœur » (Osée 2, 15).

tualité chrétienne retiendra essentiellement du yoga cette recherche du *silence de l'esprit, condition du plein éveil.* Silence qui permet de s'ouvrir à Dieu qui voit dans le « secret » : « Quand tu veux prier, retire-toi dans ta chambre (les hindous parlent de la « grotte du cœur »), et prie ton Père qui est là dans le secret » (Mt 5, 6). Silence enfin, qui permet à l'Esprit-Saint d'agir en l'âme comme il l'entend. L'état de silence est lié à l'unification du cœur et à la tranquillité du mental, et ces deux points sont étroitement conditionnés par le corps. « C'est ainsi que les exercices du yoga s'avèrent souvent une aide précieuse chez ceux qui aspirent à l'oraison de silence[158]. » « Il y a là une expérience psychosomatique qui est une étape ou un seuil important vers une expérience proprement spirituelle[159]. » J.-M. Déchanet a eu le mérite de présenter le yoga aux chrétiens, voici un quart de siècle. C'est le moment de rappeler qu'il y a vu essentiellement *La voie du silence*[160] : « Un chemin pour aller à Dieu, rien que cela, mais tout cela ».

RECUEILLEMENT, FORMES SIMPLES DE PRIÈRE

La technique essentielle du yoga est la concentration de l'esprit, le centrage intérieur « sur un seul point » ce qui permet le ralentissement des activités du mental de surface et l'établissement d'une paix profonde. On est prêt alors pour atteindre le niveau du « cœur » au sens biblique et pascalien du terme, là où l'homme se sent immergé en Dieu comme dans le fondement de son être. Le yoga est une *éducation à vivre le moment présent.* L'adepte doit s'établir dans une écoute de sa respiration, de son mouvement corporel, une écoute parfaitement silencieuse et

158. H. LE SAUX, *Eveil à soi, éveil à Dieu*, Centurion, 1971, p. 91.
159. Pierre MIQUEL, *L'expérience de Dieu*, Beauchesne, 1977, p. 70.
160. J.-M. DÉCHANET, *La voie du silence*, Desclée de Brouwer, 1955.

réceptive, se laissant imprégner par les choses. Cette écoute est la base du « yoga spirituel » car elle aide à se dégager du tourbillon du mental, amène le recueillement et permet le contact avec les plans de plus en plus profonds de l'être.

Cette écoute et cette conscience du corps vont vers de plus en plus de finesse et de pureté. A un certain moment, on passe de la conscience du corps à la conscience de l'être que nous sommes. A partir de là, nous sommes prêts pour la troisième étape : *la reconnaissance de Celui qui nous porte dans l'être*. C'est la prière dans son stade le plus fondamental : *se recevoir de Dieu*, exister dans sa main pleine de force et de tendresse.

Le calme instauré dans les sens, la vie émotive et le mental par les exercices du yoga et plus généralement par une « vie en yoga », amènent à une prière toute simple qui est silence pur et qui rejoint la tradition des maîtres spirituels occidentaux, ceux du Carmel en particulier.

UNE DISPOSITION A LA PRIÈRE CONTEMPLATIVE

Avec beaucoup de pénétration, G.A. Maloney montre l'apport de l'héritage oriental dans le mysticisme chrétien et ne craint pas d'affirmer : « Les techniques du yoga qui font tomber les barrières entre notre être externe et notre être interne (plus véridique) peuvent aider... à se préparer à l'aboutissement le plus élevé de la contemplation infuse [161]. » Le yoga dispose ainsi à la prière contemplative qui est attention amoureuse à Dieu dans un silence qui monte du tréfonds de l'âme. L'agitation mentale apaisée, l'esprit est ramené vers son centre (con-centration) au moi profond où Dieu se fait connaître. Notons une fois de plus

161. G.A. MALONEY, *Dieu est le souffle de l'homme*, Cerf, 1976, p. 73. Voir aussi son témoignage parmi d'autres dans *La Vie spirituelle*, janv.-fév. 1973, consacré au thème : « Pratique de yoga et voie chrétienne ».

que l'efficacité de ces techniques est *relative*. Elles nous mettent en état d'ouverture et d'attente. Elles permettent à l'Esprit-Saint d'agir. Elles peuvent fournir seulement une aide psychologique pour la prière contemplative. Celle-ci se situe à un autre niveau : celui de l'écoute du « cœur ». Si l'homme peut apprendre à se recueillir, à se rassembler, seul, le Saint-Esprit peut lui donner conscience de son néant et l'assimiler à Dieu. Poussées à un certain degré, ces techniques créent un « vide » du mental qui, pour le chrétien, n'a de valeur que s'il devient *disponibilité à la grâce d'un Autre*. Le chrétien, adepte du yoga, ne se complaît pas dans sa propre plénitude. Il sait que la « réussite », selon l'enseignement de son Maître, réside dans le désistement de l'amour : « Qui perd sa vie la gagne » (Mt 16, 25).

UN DIALOGUE AU NIVEAU DE L'ÊTRE

Un des aspects bénéfiques les plus importants de la pratique du yoga est de situer notre prière au vrai niveau où elle doit se placer : non à la surface (sens, sentiments, pensées), mais au centre de notre être, au lieu de notre origine, là où tout ce que nous sommes jaillit sans cesse. Comme l'air que je respire est à la fois en moi et hors de moi, ainsi le Mystère de Dieu dans lequel je suis plongé. La conscience de la Divine Présence n'est pas en moi quelque chose de psychologique, mais se situe *au cœur même de la conscience que j'ai de moi-même*. Je suis là avec une plénitude que les mots ne pourraient qu'atténuer. Je suis « devant » Celui qui Est et qui me fait être. Je suis pleinement-présent-ici-maintenant. Toute parole devient superflue. En m'éveillant à mon moi authentique, le yoga me permet d'être présent à Dieu.

La contemplation est bien à ce niveau : c'est la conscience de la Présence de Dieu en moi, de son activité incessante d'Amour, par une assimilation toujours plus forte à son Etre, allant jusqu'à la « divinisation »[162], c'est la reconnaissance dans l'adoration aimante *de Celui qui est plus en moi que moi-même* : « Ce n'est plus moi qui vis, c'est le Christ qui vit en moi » (Ga 2, 20), c'est ce regard par lequel je me tourne vers Dieu comme vers mon Principe : « Je suis à Toi ». Au fond de mon être, je reconnais une Réalité indéfinissable dont je viens, où je me perds et vers laquelle je tends, une Réalité qui seule peut dire : « Je suis ».

Ainsi la contemplation est bien plus qu'une conversation, c'est un engagement, un dialogue avec Dieu au niveau de l'être.

UNE RENCONTRE AU SEIN DE LA RÉALITÉ EXISTENTIELLE

Un autre apport important du yoga pour les contemplatifs d'Occident ne serait-il pas de corriger ce qui pourrait être une séparation trop radicale entre l'âme et Dieu en tant que sujet-objet ? Les Upanishads mettent l'accent sur la Plénitude de Dieu tout en tout, pénétrant tout de sa présence :

Plénitude en tout lieu, plénitude ici et là,
De la plénitude sort la plénitude,
Sans atteinte à la plénitude qui demeure (Isha Up.)

Selon l'image classique, Dieu est l'océan, l'homme s'y perd comme une goutte d'eau. S'il faut absolument préserver l'irréductibilité de la créature à l'être absolu de Dieu, il

162. La « *theo-poièsis* » chère aux Pères grecs. La mystique chrétienne de la divinisation se différencie de la mystique hindoue par l'expérience du « recevoir ». Tout ce que les Oupanishads attribuent à l'homme, le chrétien le reçoit par grâce :
Il est, mais en Dieu, par le don de Dieu
Il est immortel, mais par grâce, etc.
C'est ainsi que par grâce, l'homme devient ce que Dieu est par nature.

faut aussi avec saint Paul affirmer l'Unité de tout ce qui est au ciel et sur la terre, dans le Christ, « tout en tout » (Ep 1, 23), l'Unité du chrétien et du Christ qui vit en lui (Ga 2, 20). L'hindou prend très au sérieux l'homme tel qu'il est : c'est *en sa nature même* qu'il trouve *le lieu de rencontre avec Dieu*. De même pour le cosmos : il sait que le Divin est là dans la réalité existentielle dans laquelle il plonge quotidiennement. Ainsi le chrétien est invité à vivre sa foi non comme quelque chose de plaqué du dehors mais comme une expérience intime, comme quelque chose qu'il découvre *dans le mystère même de son être*. De même, si le Divin est aussi dans le cosmos, si la nature est « sacrement du Divin », je pourrai en contemplant un lever de soleil ou l'écoulement majestueux d'un fleuve, m'associer à la louange éternelle du Verbe de Dieu « par qui tout fut fait » (Jn 1, 3).

L'hindou a aussi le sens très vif de Dieu inconnaissable, incompréhensible. On ne sait de lui qu'une seule chose, c'est qu'il est indéfinissable. Il ne peut être regardé comme un objet, ni expliqué par un concept limité : « Il n'est pas connu par celui qui le connaît, ni compris par celui qui le comprend » (Upanishads). Dieu est au-delà de tout. Toute connaissance offre un danger de complaisance et d'attache. Il faut avancer dans la nuit. Utile rappel pour celui qui cherche à progresser dans les voies qui conduisent à l'union à Dieu, c'est-à-dire dans la contemplation.

« Il n'y a aucun rapport ni ressemblance essentiels de Dieu aux créatures, mais une distance infinie [163] », dit de la même façon saint Jean de la Croix, le grand yogi de l'Occident comme l'a appelé un Swami hindou. Aussi faut-il marcher dans l'obscurité de la foi, « seul moyen proportionné pour parvenir à l'union divine ». C'est cette foi obscure et nue que chante l'Epouse du Cantique :

163. JEAN de la CROIX, *Nuit Obscure*, II, 17, et *Montée du Carmel*, II, 8.

Au sein de cette heureuse nuit
Je me tenais dans le secret.
Nul ne me voyait
Et je n'apercevais rien [164].

Mais on ne saurait réduire cette vie de foi à sa dimension négative. Pour Jean de la Croix, le dépassement des créatures ne débouche pas sur le vide et l'exténuation de l'esprit : la foi-dépassement mène à la foi-contemplation qui est « connaissance amoureuse [165] » par laquelle « Dieu enseigne l'âme en secret [166] ». Dans ce nouveau mode de connaissance, les médiations sont renversées : l'âme « connaissant les créatures par Dieu et non Dieu par les créatures [167] ».

La démarche en raccourci

Essayons de réunir tout ce qui a été dit et de dégager l'aide que le yoga peut apporter à celui qui recherche la totale transformation en Dieu et l'union d'amour en laquelle l'âme est rendue divine [168].

Il faut d'abord remarquer qu'il n'y a pas de yoga en soi, mais des pratiquants du yoga diversement motivés. On peut pratiquer dans un esprit d'autosuffisance ou au contraire dans un esprit de dépouillement, d'humilité du cœur et de disponibilité.

La première attitude est celle du *désert* : quitter l'agitation, l'encombrement, la dispersion, la pollution. Lâcher-prise, se rendre disponible, se mettre à l'écoute de Dieu qui parle au cœur.

164. *Ibid., Nuit Obscure*, str. 3.
165. *Ibid., Montée du Carmel*, II, 13.
166. *Ibid., Nuit Obscure*, II, 5.
167. *Ibid., Vive Flamme*, IV, 5.
168. MICHAELLE, « Yoga et rencontre de Dieu », *Vie spirituelle*, déc. 1977, pp. 857 sv.

La deuxième attitude est précisément cette *écoute* du cœur qui se réalise grâce à une présence aussi complète que possible à *l'instant présent*, pratique qui nous dépouille de tout ce qui n'est pas l'essentiel. A travers cette mort à soi-même, on renaît à une vie plus riche. A travers ce désert, se met à jaillir la source intérieure de l'être : dans les profondeurs du ravin, l'on entend le murmure du ruisseau. Dieu parle au cœur dans le murmure d'une brise légère comme il advint à Elie dans le désert.

Cette présence à l'Autre dans l'instant présent aboutit à la *Rencontre*. Lorsque nous entrons plus profondément dans la « grotte du cœur » (guha), nous pouvons dire à Dieu un « oui » plus total. Entièrement présents à nous-mêmes, nous pouvons nous présenter à Dieu dans la totalité de ce que nous sommes. La prière n'est pas avant tout « faire » ou « dire » mais *« être »*, se tenir devant Dieu, en Dieu et y reposer dans la confiance et l'abandon comme l'enfant sur le sein de sa mère.

Avec le dépouillement, l'écoute, l'instant présent, la *pureté du cœur* est un point essentiel du yoga traditionnel. Dans la mesure où nous ne sommes pas repliés égoïstement sur nous-mêmes, mais disponibles aux visites de Dieu, l'amitié va pouvoir progresser. Quand il plaira au Seigneur, nous connaîtrons les instants plus ou moins fugitifs où il nous *« éveille »* et se laisse rencontrer.

C'est le « réveil » que chante Jean de la Croix, à la fin de la *Vive Flamme*[169] :

> Combien doux et amoureux T'éveilles-Tu dans mon sein
> Où dans le secret Tu fais seul Ton séjour.
> En Ton souffle savoureux, riche de gloire et de bien,
> Combien délicatement Tu m'emplis de Ton Amour.

L'âme voit toutes les créations de l'Univers en Dieu « avec leur force, leur racine et leur vigueur ». Elle sait que

169. JEAN de la CROIX, *Vive Flamme*, str. 4.

Dieu est toutes ces créations en son Etre, « avec une éminence infinie ». Et Dieu donne à l'âme son Souffle, son Esprit et, par là, il la comble.

FAVORISER L'ENTRÉE DANS LE CHATEAU INTÉRIEUR

Pour terminer cette réflexion sur la pratique chrétienne du yoga, apportons la conclusion d'un auteur très soucieux de sauvegarder la spécificité chrétienne dans le dialogue avec le « renouveau oriental »[170].

Après avoir énoncé ses réserves, entre autres la nécessité de « surcompenser » la tendance dépersonnalisante des méthodes orientales par un « mouvement complémentaire d'ouverture de soi au Toi absolu », il poursuit : « Le yoga nous paraît susceptible de favoriser l'entrée dans le " château intérieur ". Inséré dans la confrontation chrétienne, il permet en effet de découvrir, d'exposer à Dieu, voire de transmuer en sources d'énergies spirituelles d'innombrables obstacles inaperçus qui nous empêchent d'accéder à notre propre profondeur. Il peut donc être utilisé par l'ascèse chrétienne... Car si l'intériorité pure du yogi exclut par définition toute communion intersubjective, la communion chrétienne (ou « intériorité réciproque ») inclut au contraire toute intériorité quelle qu'elle soit et ne peut que la surélever en l'ordonnant à la Vie Trinitaire. »

VOIE D'INTÉRIORITÉ ET ENGAGEMENT SOCIAL

Voici un problème fondamental posé à la vie spirituelle par le monde contemporain : les voies d'intériorité ne poussent-elles pas au désengagement par rapport au service des hommes ? Une spiritualité centrée sur la présence intérieure peut-elle être proposée à des laïcs qui, par vocation,

170. J.A. CUTTAT, *Expérience chrétienne et spiritualité orientale*, coll. « Foi vivante », pp. 271-272.

doivent œuvrer dans le monde ? N'est-ce pas les détourner du service de leurs frères, de la lutte pour la transformation de la société, du combat pour des conditions sociales plus justes ?

Le yogi chrétien — expression employée ici uniquement pour sa commodité — peut-il se contenter d'être un témoin impassible, assistant avec indifférence au courant évolutif de la société, passant au milieu du monde avec le sourire à peine esquissé de ces Bouddhas qui semblent dire leur indifférence totale à tout ce qui se meut au dehors de leur univers intérieur ?

Il faut d'abord reconnaître la diversité et la complémentarité des vocations. Certains ont pour vocation de vivre l'Absolu de Dieu, de rappeler au monde la primauté de l'Etre sur tout devenir, de témoigner que Dieu est au-delà de tout signe. Dans le monde, l'anachorète, l'ermite, le moine témoignent de la dimension eschatologique du Royaume, « service » très nécessaire dans un monde qui n'a que trop tendance à se laisser emporter par le « devenir ». En demeurant avec le Christ ressuscité, ne demeure-t-on pas au cœur de l'univers ? N'est-il pas la Réalité en laquelle existent toutes les autres : « Quand j'aurai été élevé de terre, j'attirerai tous les hommes à moi » (Jn 12, 32) ? La contemplation n'est-elle pas la forme la plus haute de l'activité humaine ? Elle est elle-même « retour sur la place publique » et construction du monde. Car la mystique met en œuvre *la forme la plus élevée de l'énergie humaine*, celle de l'amour au cœur de l'être. C'est précisément cela qui construit le monde [171].

Mais tous n'ont pas la vocation d'un Jean de la Croix [172]. Si le Seigneur en appelle certains à témoigner de sa Trans-

171. JOHNSTON, *Musique du silence, recherche scientifique et méditation*, Cerf, 1978, pp. 128-30.

172. Qui affirmait qu'un seul acte de pur amour réalise plus que toutes les œuvres extérieures du monde entier.

cendance, il en appelle d'autres à témoigner de son Immanence, à collaborer à son plan divin de développement de l'univers et de gouvernement du monde. Se refuser à cette tâche serait pour eux se refuser à Dieu même. « Qu'Il est terriblement réel quand Il se présente sous les espèces d'un de nos frères malheureux », écrivait le Père Peyriguère [173]. Chacun doit « servir ses frères », là où Dieu l'a placé, voilà l'important.

Ceci dit, le soi-disant yogi qui refuserait de travailler au bien de ses frères pour sauvegarder égoïstement sa solitude n'aurait rien compris au vrai yoga. « Si le disciple est invité d'abord à se concentrer sur le mystère du dedans, c'est uniquement pour le libérer de son attrait spontané pour tout ce qui est au dehors. L'expérience du soi, de l'*atman* [174] n'est complète que lorsque l'homme a reconnu que cet *atman* est à son tour partout, et que finalement, dedans comme dehors, solitude et compagnie, silence et entretiens, repos et activité, sont conceptions dont il doit se débarrasser aussi bien que des autres [175]. » Pour Ramana Maharshi, c'est au sein même des occupations les plus ordinaires que devrait se réaliser la « quête du soi ». Rien donc qui donne prétexte à une fuite des obligations de la vie sociale. Il insistait pour que ce que l'on avait à faire soit fait le mieux possible. « Dieu est partout et toujours le même en soi, Dieu ne peut être plus ici et moins là... Cette présence universelle de Dieu, qui est le centre de la spiritualité indienne, loin de détourner de l'acte, comme on le pense, est au contraire *un stimulant* inégalé pour l'œuvre

173. Disciple du Père Charles de Foucauld, mort en 1959, après avoir vécu chez les Berbères du Moyen-Atlas marocain. *Laissez-vous saisir par le Christ*, Centurion, 1963, p. 141.

174. *Atman :* le « soi », principe le plus intime de l'homme, l'âme en son essence, considérée indépendamment de ses facultés intellectuelles ou sensorielles.

175. H. LE SAUX, Sagesse..., *op. cit.*, p. 211.

sainte[176]. » Et pour le chrétien, tout n'est-il pas saint depuis que le Verbe s'est incarné ? Tout n'a-t-il pas été racheté dans le sang du Christ et renouvelé par sa Résurrection ?

Mais si Dieu est en tout, pourtant rien n'est Dieu, rien n'épuise son mystère, rien n'est donc absolument nécessaire. De là, pour le « yogi chrétien », une souveraine liberté, un suprême dégagement au sein de son engagement pour un monde plus juste et plus fraternel. Il emploiera loyalement et courageusement tous les moyens utiles, mais *sans inquiétude* car il s'en remet au Seigneur qui viendra à son aide pour suppléer à la faiblesse de son action humaine.

Une autre façon d'aborder le problème serait de remarquer que dans la tradition chrétienne le combat du moine — et cela équivaut pour tous — n'est pas dirigé contre les hommes, mais contre ses propres « passions », ses propres contradictions personnelles et intérieures. Il s'attache avant tout à ouvrir son cœur à l'action de l'Esprit : combat intérieur qui vise à la « réintégration », à la délivrance de l'esclavage et de l'aliénation intérieure. L'homme jadis intérieurement divisé retrouve alors son unité. Et le lieu où il pourra manifester sa réintégration, c'est la société des hommes.

L'ascèse d'intériorisation amène le chrétien à une « concentration » dans le Christ. Et on ne peut se retrouver dans le Christ sans trouver le frère, puisque *tous ensemble nous formons le corps du Christ* (1 Co 12, 12-27). L'activité en faveur des frères sera issue d'un amour exigeant (1 Jn 3, 11-18), concret et efficace, passant par les médiations culturelles et historiques.

Par ailleurs, le yoga peut aider dans la recherche d'une

176. *Ibid.*, pp. 212-13. La Bhagavad-Gita dit bien que le yoga doit s'intégrer au *dharma* (devoir), non par renonciation aux actions, mais à leurs « fruits ».

action au service des hommes parce qu'il met à la disposition de l'homme des énergies psychophysiques et spirituelles habituellement dispersées et gaspillées. Chez le chrétien, ces énergies humaines sont informées par l'énergie divine qui est pour lui le Saint-Esprit, l'Esprit d'Amour. « " L'homme intégré ", le yogi parfait, est celui qui œuvre dans l'amour et retrouve son « moi » — son *atman* — dans l'*atman* de tous les hommes [177]. »

Enfin, on notera que *la façon d'être* est aussi importante sinon plus que l'action proprement dite. C'est un fait d'observation banale : certaines personnes, grâce à leur qualité d'être et de présence à autrui, sont beaucoup plus « efficaces » que d'autres qui s'agitent et se remuent de tous côtés sans grands résultats.

La contemplation, par ailleurs, nous apprend à purifier nos projets et nos plans d'action, trop souvent entachés d'égoïsme et de recherche de soi. Sous la lumière intérieure, se dessine mieux la route à choisir. Pour réaliser l'œuvre entreprise, pour persévérer au sein des difficultés, où puisera-t-on la force nécessaire sinon dans ce ressourcement intérieur périodique du silence et de la méditation ? Cette plongée vers les racines apporte un supplément de sève nourricière pour poursuivre l'action.

177. P. Thomas MATUS, relation au Congrès monastique de Loppen (août 1977) sur *« Voie monastique et voies orientales »*, dont je me suis inspiré dans cette section.

II

SESSIONS « YOGA ET PRIÈRE CHRÉTIENNE »

Silence qui est présence
et présence qui est silence,
tel est essentiellement
le rappel de l'Esprit
au chrétien en oraison,
par le truchement de l'Inde.

Dom Henri LE SAUX

OBJECTIFS

— Mettre les disciplines du yoga traditionnel *au service du silence intérieur* pour la Rencontre de Dieu. Le yoga est pour nous cet ensemble de disciplines qui calment le mental, rétablissent en nous l'harmonie intérieure et nous permettent d'être tout *ouverture à la Vie, réceptivité à l'Amour, disponibilité à Dieu*. Il libère la vie profonde qui est en nous et éveille notre capacité d'accueil.

— Nous mettre dans les conditions les plus favorables pour trouver le silence intérieur, *refaire l'unité* et vivre les richesses de notre vie profonde. Quitter l'agitation intérieure pour rejoindre ce lieu de notre conscience où nous pourrons entendre le murmure imperceptible de la Vie divine qui nous habite mystérieusement, ce lieu où Dieu nous crée et nous recrée à chaque instant pour une nouvelle naissance.

— Nous distinguons le yoga comme pure méthode, de son arrière-plan doctrinal [178]. Le P. Daniélou parlait « d'une intégration possible », « d'un usage chrétien de la sagesse naturelle » [179]. Nous voyons ce qui est humain et universel, ce qui permet à tout homme de trouver son développement humain, sa croissance spirituelle, sa plénitude intérieure.

— Notre yoga plonge ses racines dans la tradition orientale, mais s'ouvre aux valeurs de l'Occident. Il est une invitation à un nouvel art de vivre : détente, calme, meilleure qualité d'être et d'éveil, connaissance de soi, équilibre, vie en harmonie avec l'univers et avec les autres.

PRATIQUE

Les pratiques classiques sont vécues à trois niveaux différents étroitement liés :

— *Au plan psychosomatique :* amélioration de la santé, de la concentration mentale, de l'attention. Nous apprenons à écouter notre corps, à vivre notre corps, à en découvrir toutes les richesses, toutes les finesses.

— *Au plan de la maturation et du développement de la personne.* Le yoga est ici envisagé comme moyen d'intégration de la personne : on apprend à se connaître soi-même, à s'accepter. Cette attitude produit une distanciation par rapport aux éléments négatifs de la personnalité et rend plus fort contre les agressions de l'existence. On devient aussi plus attentif aux autres, capable d'écoute, on peut donc mieux aider, mieux aimer.

178. J. SIAUVE, Revue *Axes*, fév. 1972, p. 47.
179. *Axes*, n° spécial 1969, pp. 47-54.

— *Au plan « spirituel » enfin :* éveillés au centre le plus intérieur de nous-mêmes, nous sommes prêts pour la rencontre de Dieu dans les profondeurs du cœur : « Si quelqu'un écoute ma voix et ouvre, j'entrerai chez lui et je dînerai avec lui, moi près de lui et lui près de moi » (Ap 3, 20). En essayant de rejoindre le fond de notre être, nous allons *vers nos sources divines*, là où Dieu nous attend à chaque instant, là où Il nous crée et nous recrée sans cesse pour une nouvelle naissance. Les techniques nous mettent *en possession de toute notre intériorité pour une meilleure ouverture à l'Esprit*, un meilleur accueil de la grâce.

ESPRIT DU TRAVAIL

— Loin de tout esprit de performance, nous apprenons à laisser faire, à nous mettre en état de *réceptivité*, de remise de soi. Attitude de *gratuité* dans l'instant présent, sans recherche de réussite ni d'efficacité.

— Nous essayons de vivre la prière avec l'être tout entier. C'est un *regard de l'être total* qui se tourne vers son origine. Nous nous savons images de Dieu. Tenant tout de Dieu, nous faisons retour à Lui de tout notre être, y compris notre être corporel. Il y a là, pensons-nous, une école de prière continuelle à travers les actes simples de la vie quotidienne.

— La pratique du yoga n'a pas pour nous une place centrale dans la vie chrétienne. L'essentiel est la foi, l'espérance et la charité. Le yoga reste à sa place *d'aide et de moyen* pour entendre les appels des profondeurs de l'être et ouvrir les portes du cœur. Par le détour culturel du yoga oriental, nous sommes ramenés à quelque chose d'essentiel de notre propre patrimoine : la vie à l'intérieur, la vie en présence de Dieu. Le yoga ramène l'homme à son centre, à sa source. Nous cherchons à remonter plus haut : à l'origine de cette source.

— Nous sommes attentifs aux déviations possibles (toute voie n'en comporte-t-elle pas ?) :

— Pas de repliement égoïste, mais *ouverture aux autres*. Le yoga n'est pas complaisance dans l'immédiateté de soi-même ni coupure avec les relations du monde environnant. Loin de démobiliser pour les tâches humaines, sociales et politiques, il doit aider à regarder plus lucidement ce qui est inacceptable dans la société pour y porter remède.

— On ne s'arrête pas à une attitude de salut autonome par le vide. Le vide du mental n'a de valeur que s'il est *disponibilité, ouverture à la Grâce*, appel lancé à la Plénitude de Celui qui a dit : « Hors de moi, vous ne pouvez rien faire » (Jn 15, 5). Le vide, pour un chrétien, c'est avant tout le décentrement de soi-même pour suivre le Christ. Tout le mystère de la prière contemplative est un mystère d'amour divin entièrement gratuit. C'est cet amour seul qui crée le vide authentique. Il faut être en garde contre un certain vide entretenu pour satisfaire une ambition personnelle : ce vide n'est qu'un noyau très dur d'aspirations personnelles qui empêche la pénétration de quoi que ce soit d'autre.

— Le « yoga chrétien » ne saurait être fermeture sur soi-même, complaisance dans l'expérience de sa propre plénitude. Il doit accepter *l'ouverture vers une transcendance :* « Qui perd sa vie la gagne » (Mt 16, 25). Nous insistons sur l'esprit de gratuité, l'absence de recherche d'efficacité, la pratique de l'instant présent, qui font éclater l'égocentrisme et préparent la pratique du « renoncement évangélique », introduisent à une mort à soi-même pour une renaissance dans le Christ-Jésus : « Ce n'est plus moi qui vis, c'est le Christ qui vit en moi » (Ga 2, 20).

— Enfin le yoga authentique ne saurait être refuge contre les difficultés de la vie, une sorte de drogue d'évasion. Les sessions, les temps de pratique journalière sont des moments privilégiés qui permettent de fortifier notre silence intérieur pour devenir « prégnants de Dieu », porteurs de Dieu dans notre vie quotidienne.

A ceux qui veulent pratiquer les disciplines orientales, nous conseillons avec le P. Cren [180] :

— Le sérieux dans leur démarche : trouver un maître authentique, se méfier des charlatans et même des livres bien faits, qui dans un domaine d'expérience intime se révèlent insuffisants.

— Un solide équilibre de vie chrétienne : cultiver sérieusement sa foi, fréquenter les mystiques chrétiens (en même temps que les mystiques orientaux), participer à la liturgie eucharistique, se réserver des moments de prière contemplative spécifiquement chrétienne (comme la prière de Jésus par exemple), s'engager au service d'autrui, enfin se faire contrôler.

180. *Vie spirituelle*, janvier 1973.

III

TÉMOIGNAGES

L'ŒIL DE MON ESPRIT S'EST OUVERT

« Avant, mon corps ne participait jamais à ma prière. Cette session est une renaissance pour moi, au point de vue physique comme spirituel. Ici, j'ai rencontré Jésus-Christ face à face dans le dépouillement de moi-même. Je me sens plus disponible à Dieu comme aux autres. Maintenant, je vis d'une autre manière, puisque j'accepte la vie de Dieu en moi. Avant, je voyais Dieu à l'extérieur de moi-même, *je ne le rencontrais pas à l'intérieur comme maintenant*. Durant cette session, j'ai vécu vraiment pleinement. »

Odile, 18 ans

« Ici, j'ai trouvé le vrai yoga, celui qui sous-tend la vie de prière perpétuelle, la prière du cœur. »

Nils

« Après plus de vingt ans de recherche d'oraison, et de dégradation, je crois avoir trouvé dans l'association du corps à la louange un moyen d'intériorité, un temps de disponibilité, un moyen de m'arrêter et de prier en totalité. »

Jean-Marc

« J'ai eu l'impression de rentrer en moi-même pour y retrouver la paix, le sens de la vie et l'acceptation de ses difficultés. Je me situe mieux dans ce qui m'entoure, *je n'ai plus peur*, je ne sens plus la nécessité de me fuir dans l'action. »

Diane, professeur de français

« Je reviens souvent vers ces sessions. Pour moi, cette façon de prier, de rééduquer mes gestes, de ne penser qu'au moment présent, d'être calme intérieurement, c'est une grâce qui m'ouvre à l'action de Dieu. »

Huguette

« Après m'avoir dilaté le cœur verticalement (Dieu vers moi), le yoga m'a imprégnée du sens de l'universalité : je suis fortement *interpellée par mes frères, surtout les plus pauvres.* »

Marie-Thérèse, 21 ans

« Chaque session me permet davantage de m'accepter tel que j'ai été modelé. J'en ressens à chaque fois plus d'amour pour tous mes frères. »

Jean, père de famille, 45 ans.

« Je crois que le yoga m'aide à entrer en relation avec Dieu, à être plus maîtresse de moi-même et à un plus grand équilibre nerveux par la relaxation. Il m'aide à entrer en relation avec les autres sans agressivité. A condition que je persévère. »

Simone

« Merveilleuse ambiance de fraternité, de spiritualité, de joie. Il fallait qu'elle soit puissante pour arriver à redonner un nouveau départ, un nouveau sens à la vie d'une mère qui perdait sa fille de 20 ans dix-huit mois plus tôt dans cette forêt voisine. »

M.J.

« L'œil de mon esprit s'est ouvert et j'ai saisi certaines contradictions du monde qui me faisaient souffrir. Il y a eu certaines lumières dans ma nuit... J'ai pris conscience qu'il existe un centre, une source au-delà du temps. Il se trouve que de cette assurance, toute ma vie est transformée. Je ne me sens plus seul et j'accueille tous les êtres d'une manière totalement différente. Dans notre couple, il y a une transformation au niveau *du respect de la nature de chacun.* Cette nature qui nous faisait avoir des points de friction s'est apaisée. »

Un couple

J'AI RENCONTRÉ LE SOURIRE DE DIEU

« J'ai été heureuse ici, *j'ai rencontré le sourire de Dieu.* »

Rolande, 33 ans

« Ces appels à me laisser recevoir des mains du Père, à vivre pleinement le moment présent, à danser ma vie, sont pour moi *source de joie et de sérénité.* Cette paix et cette joie, elles ne sont pas pour moi, je sens que le Seigneur me provoque à les partager dans une communion fraternelle avec tous ceux que je rencontre. »

Brigitte, religieuse

« J'ai compris ce qu'est la contemplation : vidage de soi-même pour que Dieu vienne prier en nous. »

Jacqueline

« Vivre la vie au lieu de l'imaginer, voilà ce à quoi m'a conduit cette session. Les résistances du corps sont l'expression de nos résistances psychiques. En les éprouvant, j'éprouve en moi tout ce qui n'est pas encore libéré, et je suis conduit à *libérer en moi toutes les énergies cachées,* et cette Energie primordiale qui me fait vivre : DIEU. »

Jean-Louis, prêtre

« Depuis longtemps déjà, j'avais l'impression de passer à côté de l'essentiel, de survivre plutôt que de vivre. J'étais venue pour arriver à faire silence en moi, pour cesser de courir après je ne sais quoi... Et cette session m'a permis de me mettre à l'écoute de Dieu. Et j'ai découvert Dieu grâce à ce climat de simplicité et de vérité. Je crois que j'ai trouvé ici un moyen de *réunifier* ma vie, il n'y a pas d'un côté la foi et de l'autre la vie, mais je crois qu'on a la possibilité de vivre tout entier (corps-âme-esprit) une vie de foi et cela fait des années que je le cherchais et que je commençais à désespérer. »

Marie-Christine, 25 ans

« C'est vrai que pour moi le yoga a été la porte qui, en me découvrant jusqu'aux profondeurs de mon être, me permet aujourd'hui de *vivre pleinement*, du moins de m'acheminer vers cette plénitude... Je continue à faire chaque jour 20 à 30 mn de yoga avant l'oraison du matin. »

Dominique, religieuse

« Dieu, le Souffle, l'Esprit ... je le reçois dans l'inspir : mon oxygène. Dans l'expir, je me donne à Lui, sans artifices, avec tout ce qu'il y a encore en moi d'impuretés... Dieu m'accepte ainsi et me renouvelle. Et dans la journée, je retrouve cette conscience du souffle qui se fait en moi, et mon cœur exulte de joie. »

Marlène, mère de famille

« Ce que nous avons particulièrement recueilli : la redécouverte des symboles, le geste signifiant, la poésie, la danse, la musique, le tout en tant qu'expression de la personne. Nous nous apercevons qu'il s'ensuit une nette amélioration de la relation avec les autres et avec Dieu... De l'action de prier — et avec quelle difficulté ! — nous passons à *l'état de rencontre avec le Seigneur.* »

Marcel et *Geneviève*, 4 enfants

J'ÉTAIS MORTE ET JE REVIS

« En période de recherche métaphysique qui parfois troublait mon sommeil, je décidai de faire du yoga pour calmer mon mental et ... j'y ai découvert bien plus.

L'intériorisation des postures de disponibilité et l'écoute attentive de ma respiration m'ont ouvert le « cœur ». J'ai enfin accepté de laisser s'écrouler cette barrière que mon esprit avait secrétée et, du même coup, le verrou de mon cœur s'est ouvert et tout mon être a pu se laisser imprégner par ces mots : « Sans moi, vous ne pouvez rien faire. » « Je suis le Chemin, la Vérité, la Vie. » *J'étais morte et je revis.* Je suis ressuscitée et tout à coup, naturellement, tout en moi s'est dénoué pour laisser cette paix joyeuse et formidable m'envahir. Je laissai enfin le Créateur rejoindre sa créature. Je naissais à la vie divine. Au plus profond de moi-même, je rejoignais la Source de mon Etre qui se donne en nourriture pour que je vive de Sa Vie et de son Amour à chaque instant.

En même temps, *la nature tout entière devenait symbole* et me mettait en relation spontanée avec le Seigneur.

Ainsi, je me réconciliais avec moi-même en prenant conscience de l'unité de mon être et de ma relation avec Dieu et son Fils Jésus. Depuis lors, je suis libre. Je peux danser ma vie.

Déjà orientée vers le social, ma motivation n'en a été que plus accentuée : je me sens fortement engagée envers mes frères parce que, si je suis debout, je ne peux l'être pleinement que si je suis assez transparente à Jésus, pour que Celui-ci aide les autres, à travers moi, à l'être aussi. »

Marie-Thérèse, 22 ans

« Je vis le yoga depuis quatre ans. Ma motivation était et reste toujours, une recherche spirituelle. C'est merveilleux ce que le yoga m'apporte de « Présence ». Présence à moi-même, à Dieu, aux autres.

Oui, le yoga m'ouvre d'abord une voie de présence à moi-même, *pour faire la vérité sur moi-même*. Et quand tout mon être est détendu, pacifié, vrai avec lui-même, libéré de tout recroquevillement, je me retrouve ouverte devant Dieu.

La respiration m'a fait prendre conscience que Dieu vit en moi et m'insuffle la Vie au plus profond de mon être. Ainsi le yoga m'a fait découvrir ma vocation d'*enfant de Dieu, créée par Lui à chaque instant*, et ma prière consiste maintenant à rester attentive à cette présence de Dieu, à recevoir ma vie de Lui et à m'abandonner avec confiance à sa main créatrice.

Il est alors une parole de l'Ecriture que je vis en yoga : « Il est vivant, le Seigneur, en présence de qui je suis ».

Cette présence à moi-même, après m'avoir ouverte à Dieu, m'ouvre aux autres. Oui, plus j'entre en yoga, plus j'apprends à écouter les autres et à les respecter dans leurs différences, et là je puis dire que le yoga m'a fait découvrir *la beauté et la valeur de nos différences*... Il m'a fait comprendre que nous devons rester « uniques », tels que Dieu nous a faits.

Je ne fais pas du yoga une fin, mais il est pour moi une grâce par laquelle le Seigneur m'aide à vivre l'authenticité de mon être, en relation avec Lui et avec les autres, dans la simplicité. Et c'est une source de joie. »

Thérèse, 50 ans

« De vraies retrouvailles avec l'Essentiel. »

Guy, 30 ans

BIBLIOGRAPHIE

Parmi les nombreux ouvrages qui concernent notre sujet, ne sont retenus, sauf exception, que les ouvrages en français. On trouvera dans certains des indications plus abondantes pour pousser plus loin la recherche et le discernement.

I. EXPÉRIENCE DU YOGA ET EXPÉRIENCE CHRÉTIENNE

ACHARUPARAMBIL D., *Induismo, Vita e pensiero,* Ed. Teresianum, Roma.

ANANDA MOYI, *Aux sources de la joie,* Paul Derain.

AUROBINDO, *La Bhagavad Gîta,* trad. de C. Rao et J. Herbert, Albin Michel.

AVALON, *La puissance du serpent,* Paul Derain, 1959.

BALTHASAR (H. Urs von), « Techniques de méditation orientale et oraison chrétienne », in *Cahiers sur l'oraison,* juillet-août 1978, pp. 115 à 125.

BESNARD A.-M., « Lettre », in Revue *Carmel,* 1978-3.

BIARDEAU M., *Inde,* Seuil.

BIARDEAU M., *Clefs pour la pensée hindoue,* Seghers, 1972.

BROSSE Th. (Dr), *Études instrumentales des techniques de yoga,* Ad. Maisonneuve, 1963.

COOMARASWAMY Ananda, *Hindouisme et Bouddhisme,* Gallimard, 1949.

DANIÉLOU A., *Yoga, méthode de réintégration,* L'Arche, 1973.

DANIÉLOU J., « Christianisme et religions non chrétiennes », in *Études* 321, 1964, pp. 329-236.

DANIÉLOU J., « Mystiques chrétiennes et mystiques naturelles », in *Axes,* n° sp. 1969, pp. 47-54.

DAUM N., *Yoga et destin de l'homme,* Epi, 1975.

DAVY M.M., *Un itinéraire à la découverte de l'intériorité,* Epi, 1977.

DÉCHANET J., *La voix du silence,* Desclée De Brouwer, 1956.

DÉCHANET J., *Journal d'un yogi,* Courrier du livre.

DESEILLE P., *L'Évangile au désert, des premiers moines à saint Bernard,* Cerf, 1965.

ELIADE M., *Patanjali et le yoga,* Seuil, 1962.

ELIADE M., *Le yoga,* Payot, 1972.

ELIADE M., *Histoire des croyances et des idées religieuses,* Payot, 1978.

GARDET L., *La mystique,* « Que sais-je », P.U.F., 1970.

GARDET L., « Expérience du soi et expérience des profondeurs de Dieu », *Revue thomiste,* juillet 1978, pp. 357-384.

GRIFFITHS B., *Le Christ et l'Inde. Un ashram chrétien,* Salvator, 1967.

GUILLET L., *Nuit de lumière. L'éveil de l'aurore. Introduction à saint Jean de la Croix,* Mame, 1971.

HERBERT J., *L'hindouisme vivant,* Laffont.

HERBERT J., *Le yoga de la vie quotidienne,* Dervy-livres, 1978.

JEAN DE LA CROIX, *Œuvres spirituelles,* édit. P. Lucien, Desclée De Brouwer, Bibliothèque européenne, 1967.

JOHNSTON W., *Musique du silence,* coll. « Sagesse du corps », Cerf, 1978.

LE SAUX H. (Dom), *Rencontre de l'hindouisme et du christianisme,* Seuil, 1965.

LE SAUX H. (Dom), *Sagesse hindoue, mystique chrétienne,* Centurion, 1965.

LACOMBE O., « La mystique naturelle de l'Inde », in *Revue thomiste,* 1951.

MAHESH SHRI, *Le Bhakti yoga de Akkamaha-Devi. Shiva yoga,* C.R.C.F.I. 50, rue Vaneau, Paris 7e.

MARIE-EUGÈNE, o.c.d., *Je veux voir Dieu,* Ed. du Carmel, 1956.

MAUPILIER M., *Le yoga et l'homme d'Occident,* Seuil, 1974.

MICHAEL T., *Clefs pour le yoga,* Seghers, 1975.

MICHAËLLE, *Hatha-yoga et croissance de l'homme en Occident,* coll. « Sagesse du corps », Cerf, 1979.

MERTON Th., *Les voies de la vraie prière,* Cerf, 1970.

MERTON Th., *Mystique et zen,* Cerf, 1972.

MONCHANIN J., *Mystique de l'Inde, mystère chrétien,* Fayard, 1974.

RAGUIN Y., *Bouddhisme et christianisme,* Epi.

RAHULA W., *L'enseignement du Bouddha,* Seuil, 1961.

RAMANA MAHARSHI, *L'enseignement de Ramana Maharshi,* préface : J. Herbert, Albin Michel.

RAMDAS SWAMI, *Carnet de pèlerinage,* Albin Michel.

REGAMEY, *Non-violence et conscience chrétienne,* Cerf, 1958.

RENAULT E, o.c.d., « La manière thérésienne d'oraison », *Rev. d'Histoire de la spiritualité,* 1975.

RENOU L., *L'hindouisme,* « Que sais-je », P.U.F., n° 475. Secretaratus pro non christianis — Religions, *Thèmes fondamentaux pour une connaissance dialogique,* Editrice Ancora, Roma 1970.

SIDDHESWARANANDA SWAMI, *Pensée indienne et mystique carmélitaine,* Centre Védantique Ramakrichna, Gretz, 1974.

TAIMNI I.K., *La science du yoga,* A. Adyar, 1974.

THÉRÈSE D'AVILA, *Œuvres complètes,* trad. P. Grégoire, Seuil.

THÉRÈSE D'AVILA, *Conseils spirituels,* présentation E. Renault, Cerf, 1975.

TOUKARAM, *Psaumes du Pèlerin,* trad. G. Deleury, Gallimard, 1973.

VARENNE J., *Le yoga et la tradition hindoue,* Retz, 1973.

ZAEHNER R.C., *L'hindouisme,* Desclée De Brouwer, 1974.

Documents officiels de l'Eglise sur le dialogue :

CONCILE VATICAN II, *Constitution sur l'Eglise « Lumen gentium »,* n° 13. *Déclaration sur les relations de l'Eglise avec les religions non chrétiennes,* n° 2.

JEAN-PAUL II : *Encyclique « Redeptor hominis »,* n° 11.

II. APPROCHES CORPORELLES DE LA PRIÈRE

ADNES, art. « Prière à Jésus », in *Dictionnaire de spiritualité,* Beauchesne.

ADNES, art. « Hésychasme », in *ibid.*

BESNARD A.-M., *Par un long chemin vers Toi. Le pèlerinage chrétien,* Cerf, 1978.

BESNARD A.-M., *Vers Toi j'ai crié. Réflexions sur la prière*, Cerf, 1979.

BUITENDIJK, *Attitudes et mouvements*, Desclée De Brouwer.

BRON-VELAY, *Pratique de la méthode Vittoz*, Levain.

BERGE Y. (Dr), *Vivre son corps*, Seuil.

BONNET J., *Les symboles traditionnels de la Sagesse*, Horwath, 1971.

BROOKE A., *Trésor caché en évidence. Méthode de méditation chrétienne*, Cerf, 1980.

CAFFAREL H., *Le corps et la prière*, Feu nouveau.

Cahiers sur l'oraison, n° 159 ; sur la participation du corps à la vie d'oraison.

CHEVALIER J., *Dictionnaire des symboles* (4 tomes), Seghers, 1973.

CHIRPAZ Fr., *Le corps*, P.U.F., 1969.

DANIÉLOU J., *Les symboles chrétiens primitifs*, Seuil, 1961.

DAVY M.M., *L'homme intérieur et ses métamorphoses*, Epi.

DHORME E., *L'emploi métaphorique des noms des parties du corps en hébreu et en akkadien*, Geuthner, 1963.

DROPSY J., *Vivre dans son corps*, Epi, 1973.

DÜRCKHEIM K., *Hara, centre vital de l'homme*, La Colombe, 1964.

DÜRCKHEIM K., *Pratique de la voie intérieure*, Courrier du Livre, 1971.

DÜRCKHEIM K., *L'homme et sa double origine*, Cerf, 1977.

DUVAL R., « Dimension humaine de la vie spirituelle », in *Vie spirituelle*, nov.-déc. 1975,

ELLIOTT M.F., *Savoir bien respirer*, Retz, 1979.

Etudes carmélitaines, « Technique et contemplation », Desclée De Brouwer, 1949.

FELDENKRAIS M., *La conscience du corps*, Laffont, 1971.

GIBRAN K., *Le prophète*, Casterman.

HANISH O.Z. (Dr), *La respiration consciente*, Ed. Aryana.

JOUSSE M., *Anthropologie du geste*, Gallimard, 1974.

KIRCH GASSER, *La puissance des signes*, Mame, 1962.

KOHLER M., *La relaxation, art et science du repos*, Laffont.

LE BOULCH, *L'éducation par le mouvement*, Éd. Sociales françaises, 1970.

LECLERC E., *Le cantique du soleil de saint François d'Assise ou les symboles de l'union*, Fayard.

LECLERC E., *Le chant des sources*, Editions franciscaines.

LEGRAIN M., *Le corps humain*, Centurion, 1978.

MAHESH, *Le yoga et le troisième âge*, C.R.C.F.I., 50, rue Vaneau, Paris 7e.

MARTENOT M., *Se relaxer, le corps expression de l'être*, Albin Michel, 1977.

MICHAËLLE, *Priez, priez le Nom*, Cerf.

MICHAËLLE, *Le pèlerin danseur. Eveil intérieur et pédagogie du geste*, coll. « Sagesse du corps », Cerf, 1978.

MEYENDORF J., *Saint Grégoire Palamas et la mystique orthodoxe*, Seuil.

MOINE DE L'ÉGLISE D'ORIENT, *La prière de Jésus*, « Livre de vie », Seuil, 1963.

MONCHANIN J., « Yoga et hésychasme », in *Axes*, 1969, pp. 13-21.

OLPHE-GAILLARD, *Méthodes de contemplation dans le catholicisme*, *Études carmélitaines*, 1949, pp. 69-76.

Petite philocalie de la prière du coeur, Seuil.

RAGUIN Y., « Techniques de la prière », in *Axes* 1972, pp. 3-15.

Récits d'un pèlerin russe, coll. « Livre de vie », Seuil, 1966.

RITTER T., *Le silence*, coll. « Sagesse du corps », Cerf, 1979.

ROFIDAL J., *Do-in*, Éd. Chiron.

RUCHPAUL E., *La demeure du silence*, Gallimard.

SOUZENELLE A. de, *De l'arbre de vie au schéma corporel ou le symbolisme du corps humain*, R. Dumas.

VAN LYSEBETH A. et D., *Ma séance de yoga*, Flammarion, 1977.

III. VERS UN ESSAI DE PRATIQUE CHRÉTIENNE DU YOGA

AMALDAS (Brahmachari), *Yoga and contemplation, Shantivanam Ashram*, Tamilnadu, India.

BESNARD A.-M., « Albert Besnard, frère prêcheur », in *Vie spirituelle*, juill.-oct. 1978, surtout pp. 697-815.

CUTTAT J.-A., *Expérience chrétienne et spiritualité orientale*, Desclée De Brouwer, 1967.

DÉCHANET J.-M., *Yoga chrétien en dix leçons*, Desclée De Brouwer, 1964.

DELHAYE Alain, « Le zen et la foi », in Rev. *Carmel*, n° 20.

GOETTMANN A., *Graf Dürckheim. Dialogue sur le chemin initiatique*, Cerf, 1979.

LAMBERT L., o.c.d., « L'ancien yoga et l'homme nouveau », Rev. *Rythmes du monde*, Lophem, 1960, pp. 160-179.

LASSALLE H.M.E., *Méditation zen et prière chrétienne*, Cerf, 1973.

LE SAUX H., *Éveil à soi, éveil à Dieu*, Centurion, 1971.

LE SAUX H., *Souvenirs d'Arunâchala. Récits d'un ermite chrétien en terre hindoue*, Epi, 1978.

LE SAUX H., *Les yeux de lumière. Écrits spirituels*, Centurion, 1979.

MALONEY G.-A., *Dieu est le souffle de l'homme*, Cerf, 1976.

MARÉCHAL J., *Etudes sur la psychologie des mystiques*, Desclée De Brouwer.

MICHAËLLE, *Yoga et prière*, coll. « Sagesse du corps », Cerf, 1977.

MICHAËLLE, « Yoga et rencontre de Dieu », in *Vie spirituelle*, nov.-déc. 1977, pp. 857 ss.

MIQUEL P., *L'expérience de Dieu*, Beauchesne, 1977.

MONCHANIN J. et LE SAUX H., *Ermites du Saccidânanda. Essai d'intégration chrétienne de la tradition monastique de l'Inde*, Casterman, 1956.

MOUROUX J., *L'expérience chrétienne*, Aubier, 1952.

PEARL DREGO., *Pathways to liberation. An essay on Yoga-Christian dialogue*, Le Grail, New Delhi, 1974.

RAGUIN Y., *Chemins de contemplation*, Seuil.

RAGUIN Y., *La profondeur de Dieu*, Seuil.

SIAUVE S., « Yoga et intériorité », in *Axes*, fév. 1972.

SIMON-VERMOT J.-B., « Prière chrétienne et méditation orientale », in *Vie spirituelle*, nov.-déc. 1977, pp. 839-856.

Vie spirituelle, janv-fév, 1973 : « Pratique de yoga et voie chrétienne ».

Vie spirituelle, sept.-oct. 1972 : « Pratique du zen et voie chrétienne ».

REVUES D'INSPIRATION CHRÉTIENNE SUR LE YOGA

Les cahiers du val : P. J.M. Déchanet, Ermitage, 38740 Valjouffrey.

Vrai yoga d'Occident : Nils Daum, « Prés nouveaux », 26430 Roynac.

Enregistrement sonore :

YOGA ET PRIÈRE CHRÉTIENNE : musicassette (60') : relaxation contemplative, respiration support de prière, postures sur thème de la grâce. Réalisation : Michaëlle, J.-M. Dumortier, musique : Fr. Londeix. Disponible chez Michaëlle, 2, rue du Minervois, 31770 Colomiers.

TABLE DES MATIÈRES

Quatrième partie

UN ESSAI DE PRATIQUE CHRÉTIENNE DU YOGA

La fabrication de cet ouvrage
a été réalisée
par l'Imprimerie Chirat, 42540 Saint-Just-la-Pendue

Achevé d'imprimer en avril 1980
N° d'édition 7111. N° d'impression 3454
Dépôt légal 2ᵉ trimestre 1980

IMPRIMÉ EN FRANCE

ESSAIS
Sagesse du corps

K. Graf Dürckheim
L'homme et sa double origine

Enomiya-Lassale
Méditation zen et prière chrétienne

W. Johnston
Musique du silence

Fr. Lesprit
Le carrefour de l'espoir,
l'acupuncture, pour qui, pour quoi ?

Una Kröll
La méditation transcendantale

Thomas Merton
Mystique et zen

Michaëlle
Yoga et prière

Michaëlle
Le pèlerin-danseur

Michaëlle
Hatha Yoga
et croissance de l'homme en Occident

T. Ritter
Le silence

J.-M. Dumortier et S. Amaldas
Yoga, contemplation, amour

F. Mac Nutt
Le pouvoir de guérir

ESSAIS

J.-P. BAGOT
Le risque de la Bible

Jean BASTAIRE
Pour Jeanne d'Arc

J. BAUBEROT
La marche et l'horizon
Jalons pour une foi post-marxiste

P.-M. BEAUDE
Jésus oublié — les évangiles et nous

J. BRIONNE
Difficultés de la prière

Georges CASALIS
Prédication, acte politique

COLLECTIF
Au-delà des confessions

M.-D. CHENU
La « doctrine sociale » de l'Église comme idéologie

Michel DAMIEN
L'animal, l'homme et Dieu

Gérard DEFOIS
Vulnérable et passionnante Église
Les enjeux d'aujourd'hui

Jean DUBOIS
Les cadres dans la société de consommation

Jean DUCHESNE
« Jésus Révolution »

C. DUCHESNEAU, P. BARDON, J. LEBON
L'important, c'est la musique
Essai sur la musique dans la liturgie

André DUMAS
Prospective et prophétie

Alain DURAND
Pour une Église partisane

E. DUSSEL, G. GUTIERREZ, R. POBLETE, J.-C. SCANNONE, J.-L. SEGUNDO
Les luttes de libération bousculent la théologie

G. GIRARDI
Dialogue et révolution

G. GIRARDI
Christianisme, libération humaine, lutte des classes

G. GIRARDI
Chrétiens pour le socialisme

J.-M. GONZALEZ-RUIZ
Croire après Marx

Jean et Hildegard GOSS-MAYR
Une autre révolution
Violence des non-violents

A.-M. HENRY
Les difficultés d'aimer

Georges HOURDIN
Bonhoeffer
Une Église pour demain

Thomas HUMBER
Le Saint Suaire
Image du Christ ?

Henry A. KELLI
Le diable et ses démons

Jean LECLERQ
Nouveau visage de Bernard de Clairvaux
Approches psycho-historiques

Alain LEFRANC
Les mal heureux

Pierre LOWYS
« Et mourir en douceur... »

Henri de LUBAC
L'Église dans la crise actuelle

H. MADELIN
Les chrétiens entrent en politique

René METZ
Églises et État en France
Situation juridique actuelle

M. MONTUCLARD
Orthodoxies — Esquisses sur le discours idéologique et sur le croire chrétien

K. et D. RANAGHAN
Le retour de l'Esprit
Le Pentecôtisme catholique aux États-Unis

COLLECTIF
Lettres au Père Riobé

Philippe ROQUEPLO
L'énergie de la foi

Albert ROUET
Prêtres mariés, nos frères

L.-M. RUSSEL
Théologie féministe de la libération

Victor STEININGER
Peut-on dissoudre le mariage ?

Jean VERNAISON
La présence déserte

Pierre VILAIN
La foi sans la messe...
Dix millions de Français croient sans pratiquer